Dr. Michael E. Platt

Adrenalindominanz erfolgreich behandeln

Wenn das Stresshormon den Körper regiert

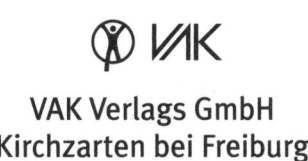

VAK Verlags GmbH
Kirchzarten bei Freiburg

Titel der amerikanischen Originalausgabe:
Adrenaline Dominance. A Revolutionary Approach to Wellness
© Michael. E. Platt, M.D., Clancy Lane Publising, 2014
ISBN 978-0-9776683-1-1
All rights reserved under International and Pan American copyright conventions.

Aus Gründen der besseren Lesbarkeit wurde im Text die männliche Form gewählt; alle Angaben beziehen sich selbstverständlich auf Angehörige beider Geschlechter.

Bibliografische Information der Deutschen Nationalbibliothek
Die Deutsche Nationalbibliothek verzeichnet diese Publikation in der Deutschen Nationalbibliografie; detaillierte bibliografische Daten sind im Internet unter http://dnb.d-nb.de abrufbar.

VAK Verlags GmbH
Eschbachstr. 5
79199 Kirchzarten
Deutschland
www.vakverlag.de

© VAK Verlags GmbH, Kirchzarten bei Freiburg 2015
Übersetzung: Rotraud Oechsler
Lektorat: Nadine Britsch
Layout: Karl-Heinz Mundinger
Umschlag: Kathrin Steigerwald, Hamburg
Satz & Druck: Friedrich Pustet GmbH & Co. KG, Regensburg
Printed in Germany
ISBN: 978-3-86731-167-0

Inhalt

Liebe Leserin, lieber Leser!		9
Einführung		11
Kapitel 1	Was versteht man unter einer Adrenalindominanz?	17
Kapitel 2	Wie Adrenalin wirkt	23
Kapitel 3	Die Behandlung der Adrenalindominanz	29
Kapitel 4	Adrenalinüberschuss: Die positive Seite	37
Kapitel 5	Adrenalinüberschuss: Die negative Seite	49
Kapitel 6	Adrenalinüberschuss: Die hässliche Seite	81
Kapitel 7	Fen-Phen: Die andere Seite der Medaille	115
Kapitel 8	Nebennierenerschöpfung – oder doch nicht?	121
Kapitel 9	Der Umgang mit dem Adrenalinüberschuss	125
Nachwort	Überlegungen zum derzeitigen Therapiestandard	145
Anhang A	Speiseplan zur Senkung des Adrenalinspiegels	153
Anhang B	Der glykämische Index	165
Über den Autor		173

Hinweise des Verlags

Dieses Buch dient der Information über Möglichkeiten der Gesundheitsvorsorge. Wer sie anwendet, tut dies in eigener Verantwortung. Autor und Verlag beabsichtigen nicht, Diagnosen zu stellen oder Therapieempfehlungen zu geben. Die hier vorgestellten Vorgehensweisen sind nicht als Ersatz für professionelle Behandlung bei ernsthaften Beschwerden zu verstehen. Die vorgestellten Rezepte sind genau zu befolgen. Autor und Verlag übernehmen keine Verantwortung für besondere gesundheitliche oder allergiebedingte Bedürfnisse, die ärztlich überwacht werden müssen.

Ich widme dieses Buch meiner Frau Victoria,
die nie an mir gezweifelt hat,
insbesondere in den Zeiten,
in denen ich selbst an mir zweifelte.

Der Arzt der Zukunft
wird keine Medizin mehr verabreichen,
sondern seine Patienten vielmehr dazu anregen,
sich für den menschlichen Körper, für Ernährung
und für die Ursache und Prävention
von Krankheiten zu interessieren.

THOMAS A. EDISON

Liebe Leserin, lieber Leser!

Dieses Buch enthält meine eigenen Ansichten über verschiedene Krankheiten bei Männern, Frauen und Kindern sowie über die Behandlungsmethoden. Es beruht auf vielen Jahren der klinischen Beobachtung sowie den Rückmeldungen von Patienten und stellt eine Mischung aus Intuition und Logik dar.

Es kann aber eine von Ihrem Arzt verordnete Behandlung nicht ersetzen. Sie sollten alle meine Empfehlungen mit Ihrem Arzt besprechen, der die nötigen Laboruntersuchungen in Auftrag geben, Ihre Fortschritte verfolgen und gegebenenfalls Therapieanpassungen vornehmen kann.

Dieses Buch ist nicht als medizinisches Lehrbuch gedacht. Die darin enthaltenen Informationen sollen Ihnen helfen, fundierte Entscheidungen bezüglich Ihrer Gesundheit zu treffen. Ich hoffe, es liefert Ihnen genügend Informationen, damit Sie mithilfe Ihres Arztes zu Wohlbefinden gelangen.

Dr. Michael E. Platt

Einführung

Dieses Buch stellt eine revolutionäre Methode zur Behandlung vieler Krankheiten vor, die traditionell als unheilbar gelten. Sie besteht darin, dass sie sich einfach mit der diesen Krankheiten zugrunde liegenden Ursache befasst. Seit zwei Jahrzehnten helfe ich meinen Patienten, auf diese Weise gesund zu werden. Das war jedoch nicht immer so. Wie bei den meisten Ärzten beruhte das meiste dessen, was ich während meiner medizinischen Ausbildung gelernt habe, auf der Forschung der Pharmakonzerne. Am Ende meiner Facharztausbildung zum Internisten war ich überzeugt davon, dass jedes Problem mit einem Medikament behandelt werden müsse. Doch das änderte sich, als ich die Welt der bioidentischen Hormone entdeckte.

Die Molekularstruktur bioidentischer Hormone ist identisch mit der Struktur der vom menschlichen Körper selbst gebildeten Hormone. Hergestellt von großen Pharmakonzernen und von der US-Arzneimittelbehörde FDA vorbehaltlos zugelassen, werden sie dann von sogenannten „Compounding Pharmacies" (Apotheken, die Medikamente nach ärztlichem Rezept individuell zubereiten; das ist USA-spezifisch, in Deutschland gibt es aber inzwischen auch Apotheken mit diesem Service; Anm. d. Übers.) zu Cremes, Pillen, Tabletten oder Suppositorien (Zäpfchen) verarbeitet. Da sie natürlichen Ursprungs sind, sind sie nicht patentfähig, weshalb sich die Begeisterung vonseiten der Pharmaindustrie sehr in Grenzen hält.

Da jedes Körpersystem von Hormonen gesteuert wird, haben diese einen erheblichen Einfluss darauf, wie der Organismus funktioniert. Hormonschwankungen können für viele Krankheiten verantwortlich sein. Bioidentische Hormone als Therapieform bieten daher einen wirksamen alternativen Ansatz für das Wohlbefinden. Hierbei handelt es sich nicht um „alternative Medizin". Das ist Schulmedizin, die sich der seit über 70 Jahren existierenden bioidentischen Hormone bedient.

Im Laufe der Jahre, in denen ich Patienten erfolgreich mithilfe dieser Methode behandelt habe, stellte ich irgendwann fest, dass bei vielen unterschiedlichen Krankheiten bestimmte ähnliche Symptome auftraten. Sie hingen alle damit zusammen, dass ein spezielles Hormon, nämlich Adrenalin, im Übermaß vorlag, und ich erkannte darin ein Beschwerdebild, das ich als „Adrenalindominanz" bezeichne. Gleichzeitig entdeckte ich, dass bioidentisches Progesteron dazu beiträgt, das überschüssige Adrenalin auf natürliche, gesunde und wirksame Weise zu senken und dabei auch seine Auswirkungen zu blockieren. Richtet man sein Augenmerk auf die Ursache (also auf den hohen Adrenalinspiegel), statt auf die Symptome, lassen sich oft viele Beschwerden beseitigen, und die Medikamente, mit denen sie behandelt wurden, werden dann auch nicht mehr benötigt. Möglich wird das durch die Wiederherstellung des hormonellen Gleichgewichts, durch eine Ernährungsumstellung und den Einsatz bestimmter Nahrungsergänzungen.

Dieses Buch verfolgt zwei Ziele: Erstens möchte ich den Patienten, die mit scheinbar nicht zu bessernden Gesundheitsproblemen geschlagen sind, die Botschaft übermitteln, dass es einen anderen, vernünftigeren Ansatz gibt, um wieder gesund zu werden. Zweitens möchte ich gerne weitergeben, was ich zusammen mit anderen Behandlern gelernt habe auf der Suche nach einer effektiveren Behandlungsmöglichkeit für Patienten, und vielleicht kann ich dadurch Stück für Stück erreichen, dass Ärzte Medizin künftig in anderer Weise praktizieren. Ich hege die Hoffnung, dass dieses Buch wieder an die ursprünglichen Ziele anknüpfen kann, die viele von uns hatten, als wir mit dem Studium begannen – nämlich kranken Menschen zu helfen, gesund zu werden und gesund zu bleiben. Ich hoffe auch, dass es den Glauben an die Medizin wiederherstellen kann, den Patienten einmal hatten, als der Beruf des Arztes noch hoch angesehen war.

Heute haben sowohl Ärzte als auch Patienten kein Vertrauen mehr zum amerikanischen Gesundheitswesen, das zu einer nationalen Schande geworden ist.

Obwohl die Pro-Kopf Ausgaben für die Gesundheitsfürsorge in den Vereinigten Staaten höher sind als in jedem anderen industrialisierten Land, stehen wir, was das Aufkommen an Diabetes, Fettleibigkeit, Herzinfarkten, Krebs und Kindersterblichkeit betrifft, immer noch an erster Stelle aller Industrienationen. Das Medizinsystem der USA ist eine viele Billionen Dollar schwere Industrie und floriert hauptsächlich aufgrund von Krankheit – nicht aufgrund von Gesundheit. Davon profitieren die Pharmakonzerne, die Krankenhäuser und die Hersteller von medizinischen Geräten. All diese Hilfs- und Nebengeschäfte, die mit der Gesundheitsfürsorge zu tun haben, sorgen für Millionen von Arbeitsplätzen, und der Verkauf von medizinischen Bedarfsartikeln spült Milliarden von Dollar an Steuern in die Kassen des Staates und der Bundesstaaten. Nimmt es da wunder, dass nur ein sehr begrenzter Anreiz zur Veränderung dieses Systems besteht? Weniger publik ist die Tatsache, dass das Gesundheitswesen in den meisten Bundesstaaten der höchste Posten im Haushalt ist. Dazu kommen noch die Kosten von Medicare (die öffentliche und bundesstaatliche Krankenversicherung innerhalb des Gesundheitssystems der USA für ältere oder behinderte Bürger; Anm. d. Übers.), das für die Regierung fortlaufend zu einer nicht mehr zu schulternden finanziellen Belastung wird.

Die Pharmakonzerne nehmen großen Einfluss auf die Arbeit der Ärzte. Die von ihnen betriebene Forschung bildet die Grundlage für Vieles, was an den medizinischen Fakultäten gelehrt wird, und viele Ärzte fühlen sich erst dann mit medizinischen Entscheidungen wohl, wenn ein Pharmakonzern die Richtung vorgibt. Dazu ein einfaches Beispiel: Viele Ärzte empfehlen kein Coenzym Q10 (CoQ10) als Nahrungsergänzung, wenn ihre Patienten Statine (Cholesterinsenker) nehmen, weil das von der Pharmaindustrie nicht empfohlen wird, möglicherweise um Haftungsprobleme zu vermeiden. Die Statine verhindern jedoch, dass der Körper CoQ10 bildet, das für die Muskelfunktion, auch die des Herzmuskels, unerlässlich ist. Steht kein oder zu wenig CoQ10 zur Verfügung, kann es zu Muskelschmerzen und sogar zum Sekundentod kommen.

Traditionell waren die Hausärzte die tragende Säule des Gesundheitswesens. Eine neuere Umfrage unter ihnen ergab jedoch, dass sich

80 Prozent nicht mehr für ein Medizinstudium entscheiden würden, wenn sie noch einmal die Wahl hätten. Jahr für Jahr wollen weniger Studenten als Hausärzte tätig werden. Die Gründe sind vielfältig: Die langen Arbeitszeiten, die Belastung, sehr viele Patienten in kürzester Zeit behandeln zu müssen, und die Unzufriedenheit mit der Vergütung im Vergleich zu anderen Fachgebieten. Zum Zeitpunkt der Entstehung dieses Buches ist es recht unwahrscheinlich, dass sich diese Parameter durch die Verabschiedung des sogenannten „Affordable Care Act" (auch „ObamaCare" genannt, die gesetzliche Versicherungspflicht; Anm. d. Übers.) bessern werden.

Ein weiterer Faktor, der zum Rückgang der Allgemeinmedizin beiträgt, ist wohl der Mangel an den richtigen Methoden, damit die Patienten wirklich gesund werden. Könnten die Hausärzte die Probleme ihrer Patienten tatsächlich lösen, würde ihnen eine Welle des positiven Zuspruchs von zahlreichen dankbaren Patienten entgegenschlagen. Stattdessen lernen sie, Medikamente zur Senkung des Blutdrucks, des Blutzuckers sowie Antidepressiva, Schlafmittel, Schmerzmittel und anderes mehr zu verschreiben. Wie Sie in diesem Buch lesen werden, kann ein Adrenalinüberschuss ein erheblicher Faktor bei vielen Problemen sein, für die Medikamente verschrieben werden. Tatsächlich heilen können nur Antibiotika – alle anderen Verordnungen helfen den Patienten lediglich, mit ihren Krankheiten zurechtzukommen.

Dieses Buch stellt viele medizinische Methoden infrage. Es steht für einen Ansatz, der sich eher an den Ursachen als an den Symptomen orientiert. Es weist darauf hin, dass viele als unheilbar geltende Krankheiten ohne den Einsatz von oft toxischen Arzneimitteln behoben werden können. Und es rät eher zu einer Behandlung mit bioidentischen Hormonen und richtiger Ernährung als mit Medikamenten.

Allerdings ist es kein Buch, das sich gegen die Pharmaindustrie richtet. Es richtet sich genau genommen gegen gar nichts. Es spricht sich lediglich für einen anderen medizinischen Ansatz aus, mit dem sowohl der Patient als auch der Arzt zufriedener ist. Ärzte, die bequem darauf vertrauen, dass in erster Linie die Pharmakonzerne die Führung übernehmen, müssen akzeptieren, dass ihre Patienten nur selten, wenn überhaupt, geheilt werden. Dagegen wird der in diesem

Buch vorgestellte Ansatz unter anderem dadurch belohnt, wie häufig Patienten sagen: „Herr Doktor, es ist mir in meinem ganzen Leben noch nie so gut gegangen."

Viele der Ideen stoßen wahrscheinlich auf Widerstand, weil sie nicht den in der modernen Medizin inzwischen als Forschungsstandard geltenden Doppelblind-Studien unterzogen wurden. Diese Studien können zwar ein großartiges Forschungsinstrument sein, perfekt sind sie jedoch nicht. Es ist weithin bekannt, dass ihre Ergebnisse den Erwartungen der Forscher oder den Bedürfnissen des Pharmaunternehmens, das die Kosten übernimmt, „angepasst" werden können.

Die Ideen in diesem Buch beruhen auf einer Kombination von Beobachtung und evidenzbasierter Medizin. So wurden in der Geschichte der Medizin die meisten Fortschritte erzielt: durch Beobachtung, gefolgt von Nachweisen zur Stützung der Beobachtung. Alexander Flemings ursprüngliche Entdeckung des Penizillins, zum Beispiel, beruhte auf bloßer Beobachtung. Es dauerte Jahre, bis die Forschung das Geheimnis lüftete, wie und warum Penizillin wirkt. Dass Patienten geheilt werden, sollte das entscheidende Kriterium dafür sein, ob es Artikel in Fachzeitschriften gibt, die das Programm unterstützen oder nicht. Der Fortschritt in der Medizin wurde möglicherweise um 50 Jahre zurückgeworfen, weil „Experten" die auf Beobachtung beruhende Medizin zur Kategorie „Hörensagen", das heißt, als unglaubwürdig, abgewertet haben.

Zu Beginn des Buches wird die Adrenalindominanz erklärt, die Rolle und Funktion des Hormons im Körper diskutiert und ein Überblick über die Grundlagen der Behandlung einer Adrenalindominanz gegeben. Die folgenden Kapitel befassen sich mit den „positiven", den „negativen" und den „hässlichen" Auswirkungen von Hyperadrenalismus, der Überaktivität der Nebennieren. In meinen Augen ist ADHS der „positive" Aspekt des Adrenalinüberschusses, denn es geht mit hoher Intelligenz, Kreativität und Erfolg einher. Viele Leistungsträger und Berühmtheiten haben ADHS. Zu den „negativen" Formen gehören mehr oder weniger gut handhabbare Krankheiten. In die Kategorie der „hässlichen" Erscheinungsbilder habe ich Krankheiten eingeordnet, die die Lebensqualität deutlich beeinträchtigen. Diese

Unterteilungen sollen nicht nahelegen, dass ein Adrenalinüberschuss nur positiv, nur negativ oder nur hässlich ist. Es ist eher so, dass jemand mit einem Adrenalinüberschuss oft Symptome und Krankheiten hat, die nicht nur unter eine dieser Kategorien fallen. Senkt man den Überschuss, kann bei einem Menschen hauptsächlich der „positive" Aspekt des Adrenalins zutage treten, das heißt, die höhere Intelligenz und die vermehrte Energie.

Ein ausführliches Kapitel befasst sich mit den Besonderheiten der Behandlung, unter anderem mit der Anwendung und Dosierung von Progesteron, einer Adrenalin-Diät und Nahrungsergänzungen für das Gehirn. Im gesamten Buch sind immer wieder Zuschriften eingestreut, die ich von Patienten bekommen habe, in denen sie mit ihren eigenen Worten schildern, wie diese relativ einfachen Umstellungen zu einer lebensverändernden Verbesserung ihrer Gesundheit geführt haben.

Ich habe auch ein Kapitel über Fen-Phen (Kombination aus Fenfluramin und Phentermin) als interessantes Detail aufgenommen, denn diese Kombination wirkte sich, was die meisten Ärzte nicht wissen, deutlich auf die Senkung des Adrenalinspiegels aus. Ich mache mir auch einige Gedanken zum „Therapiestandard", den die (amerikanischen) Medizinischen Dienste von den Ärzten fordern. Viele Experten dieser Dienste sind leider kein Aushängeschild für die Medizin – und wenn wir auf sie angewiesen wären, gäbe es überhaupt keinen Fortschritt auf diesem Gebiet, da sie nicht-schulmedizinische Methoden nicht berücksichtigen.

Dieses Buch wurde für Sie geschrieben – ganz gleich, ob Sie Patient, potenzieller Patient oder ein mit dem gegenwärtigen (amerikanischen) Gesundheitssystem unzufriedener Behandler sind.

Kapitel 1
Was versteht man unter einer Adrenalindominanz?

Sehen Sie sich bitte die folgenden drei Fallberichte kurz an:

Fallbericht 1: Ein 58-jähriger Mann, Chef einer Softwarefirma, sucht seinen Arzt auf und klagt über Einschlafprobleme. Die ganze Nacht wälzt er sich von einer Seite zur anderen. Wenn er schließlich einschläft, knirscht er mit den Zähnen. Er nimmt ein Medikament gegen Bluthochdruck und ein Antidepressivum. Er neigt dazu, mehr Alkohol zu trinken, als er eigentlich sollte. Im Sitzen wippt er oft unwillkürlich mit einem Knie. Von seiner Frau weiß er, dass sich seine Beine die ganze Nacht über bewegen. Bei der Arbeit kann er sich schlecht konzentrieren und ist oft vergesslich. Als Schüler schaute er immer erst am Abend vor einer Prüfung in ein Lehrbuch. Später entwickelte er sich zu einem Persönlichkeitstyp A (Laut Dorsch, *Lexikon der Psychologie*, ist dieser Typ charakterisiert durch Ungeduld und Ruhelosigkeit, Ehrgeiz, Wettbewerbsstreben sowie Ärger und Feindseligkeit, die auch unterdrückt sein können; Anm. d. Übers.).

Fallbericht 2: Eine 42 Jahre alte Frau erhofft sich von ihrem Arzt Hilfe wegen der starken Stimmungsschwankungen und Wutausbrüche, mit denen sie an zehn Tagen im Monat zu kämpfen hat. Sie wacht oft gegen 2:30 oder 3 Uhr nachts auf und liegt dann bis zum Morgen wach. Sie berichtet von Blasenschmerzen und Brennen beim Wasserlassen. Wenn sie über einen längeren Zeitraum nichts isst, wird sie zittrig und reizbar. Da sie nicht außer Haus berufstätig ist, unterrichtet sie ihre beiden Kinder zu Hause; bei ihnen wurde ADHS diagnostiziert und sie sind mit acht beziehungsweise zehn Jahren noch immer Bettnässer. Während ihrer zweiten Schwangerschaft litt sie die ganzen neun Monate über an Erbrechen.

Fallbericht 3: Eine 50-jährige Frau, zur Zeit arbeitsunfähig, klagt über ständige Müdigkeit. Sie wacht morgens mit Schmerzen im Kreuz und an den Hüften auf. Gelegentlich neigt sie zu aggressivem Fahrverhalten im Straßenverkehr. Ihre knapp 20 Kilogramm Übergewicht kann sie nicht loswerden, sie leidet unter chronischer Verstopfung, chronischen Kopfschmerzen, und bei ihr wurde eine mit Depressionen kombinierte Angststörung diagnostiziert. Ihr 30 Jahre alter Sohn leidet unter einer diagnostizierten bipolaren Störung (früher als manisch-depressiv bezeichnet; Anm. d. Übers.). Sie nimmt neun verschiedene Medikamente ein, darunter eines gegen Diabetes.

> Interessanterweise ist der gemeinsame Nenner all dieser Krankheiten der Überschuss eines einzigen Hormons, nämlich des Adrenalins.

Die Beschwerden und Probleme dieser Patienten sind „das tägliche Brot" des Arztes. Zusammengenommen zeigen die drei Patienten Symptome folgender Krankheiten, von denen einige als unheilbar gelten:
- ADHS (Aufmerksamkeitsdefizit-Hyperaktivitätsstörung)
- Fibromyalgie
- Depressionen kombiniert mit einer Angststörung
- PMDS (prämenstruelle dysphorische Störung; dysphorisch bezeichnet das Gegenteil von euphorisch, also eine bedrückte bzw. traurige oder missmutige Grundstimmung; Anm. d. Übers.),
- Reizdarmsyndrom
- Chronische interstitielle Zystitis (chronische, abakterielle Blasenentzündung)
- Alkoholkrankheit
- Restless-Legs-Syndrom (RLS)
- Schlaflosigkeit
- Hyperemesis gravidarum (schweres Schwangerschaftserbrechen)

Ich bezeichne einen Adrenalinüberschuss oder Hyperadrenalinismus als „Adrenalindominanz". In gewisser Weise ist sie mit der „Östrogendominanz" vergleichbar; dieser Begriff wurde von dem Arzt Dr. John Lee geprägt. Bei der Östrogendominanz führen die Anzeichen und Symptome eines Östrogenüberschusses aufgrund eines gestörten Gleichgewichts zwischen Östrogen und Progesteron zu einer Vielzahl medizinisch definierbarer Krankheiten wie PMS, Fibrome (Fasergeschwülsten) und sogar Krebs. (Über Östrogendominanz schreibe ich in meinen beiden anderen Büchern *Die Hormonrevolution*, ebenfalls erschienen bei VAK, und *The Platt Protocol for Hormone Balancing*, zu Deutsch etwa: „Das Platt-Programm gegen Hormonschwankungen"; nur in englischer Sprache erhältlich). Die Adrenalindominanz ist insofern ähnlich, als sie ebenfalls zu einer Vielzahl von medizinisch definierbaren Krankheiten führt. Und Progesteron scheint das Hormon zu sein, dass sowohl einen Adrenalin- oder auch einen Östrogenüberschuss ausgleichen kann.

Es fällt auf, dass die meisten Erkrankungen infolge einer Adrenalindominanz diejenigen sind, für die die moderne Medizin keine Ursache finden kann. Doch die vielen Jahre meiner praktischen Tätigkeit als Arzt haben mich gelehrt, wenn man die Ursache dieser Krankheiten in einem Adrenalinüberschuss sieht und die Behandlung direkt auf die Senkung des Adrenalinspiegels ausrichtet, können viele Menschen – wie bei einem hohen Prozentsatz meiner Patienten geschehen –, von ihren Symptomen befreit und wieder ganz gesund werden.

Die meisten Erkrankungen infolge einer Adrenalindominanz sind diejenigen, für die die moderne Medizin keine Ursache finden kann.

Adrenalin, vor allem im englischen Sprachraum auch als Epinephrin bezeichnet, gilt als „Überlebenshormon". Es wird in großen Mengen freigesetzt, wenn der Körper mit einer wie immer gearteten Bedrohung konfrontiert wird. Adrenalin löst die sogenannte Kampf-oder-Flucht-Reaktion aus, durch die die Reserven des Körpers für sein sofortiges Handeln mobilisiert werden. Adrenalin erhöht den Blutzuckerspiegel und lenkt das mit Energie angereicherte Blut zu den Muskeln, sodass ein härterer Kampf oder eine schnellere Flucht möglich wird, sowie zum Gehirn, das in höchste Alarmbereitschaft versetzt wird. Gleichzeitig verengt Adrenalin die Blutgefäße, die jene Organe versorgen, welche in Zeiten von Gefahr nicht gebraucht werden, zum Beispiel den Darm. Außerdem sorgt es für die Erweiterung der Pupillen und die Erhöhung der Herzfrequenz.

In der Natur ist die Kampf- oder Flucht-Reaktion nur für eine gewisse Dauer angelegt und wird abrupt beendet, sobald die Gefahr vorüber ist. Denken Sie zum Beispiel an eine Katze, die von einem Hund bedroht wird. Ihr Körper schüttet sofort Adrenalin aus und das mit energiereichem Zucker beladene Blut wird zu den Muskeln und zum Gehirn geleitet. Nachdem die Katze wieder in Sicherheit ist und sich beruhigt hat, sinkt der hohe Adrenalinspiegel auf den Normalwert ab. Das Tier ist wieder ganz entspannt, frisst vielleicht oder schläft ein wenig.

Der Körper des Menschen ist in seiner natürlichen Umgebung für ein ähnliches Verhalten konzipiert, für ein Leben also, wie es die Menschen seit ihrer Existenz Jahrtausende lang überwiegend geführt haben. Ein erhöhter Adrenalinspiegel bereitete die urzeitlichen Menschen auf den Umgang mit den natürlichen Gefahren vor, denen sie ausgesetzt waren. Nachdem die Gefahr vorüber war, konnte der Adrenalinspiegel wie bei der Katze wieder auf den Normalwert absinken.

Über Jahrhunderte brachte das Adrenalin den Menschen Vorteile, um Kriege zu führen und um mit anderen Gefahren – realen oder eingebildeten – fertig zu werden. Doch nun leben wir im 21. Jahrhundert und immer weniger Menschen sind regelmäßig mit lebensbedrohlichen Gefahren konfrontiert. Bei manchen Aktivitäten, zum Beispiel im militärischen Rahmen, bei der Vollstreckung von Gesetzen und im Sport ist aber offensichtlich noch immer ein hoher Adrenalinspiegel erforderlich. Doch bei vielen Menschen werden den ganzen Tag über große Adrenalinmengen ausgeschüttet, selbst wenn sie nicht in Situationen sind, die zu Recht ein körperliches Kampf- oder Fluchtverhalten erfordern würden.

In unserem heutigen modernen Leben wirken erstmals in der Geschichte der Menschheit permanent niederschwellige Stressfaktoren wie ein Trommelfeuer auf uns ein: Lärm, zu lange Anfahrtswege zur Arbeit, familiäre Probleme, Burn-out durch die Arbeit, Schlafmangel, finanzielle Sorgen, keine Zeit für Entspannung, Sorgen um die Eltern im fortgeschrittenen Alter, die vielleicht krank sind, Probleme mit den Kindern, Umzüge, ein Arbeitsplatzwechsel, der Verlust eines nahestehenden Menschen und andere Probleme. Obwohl keiner dieser Stressoren lebensbedrohlich ist, reagiert der Körper darauf häufig mit der Bildung von Adrenalin. Und da dieser Stress oft gar nicht mehr abebbt, bleibt der Adrenalinspiegel hoch, führt zu einer Adrenalindominanz und den daraus resultierenden gesundheitlichen Problemen.

Ein Adrenalinüberschuss macht tendenziell zornig und aggressiv. Es ist leicht zu verstehen, warum diese ursprüngliche Emotion angesichts einer Gefahr aufwallt – zum Beispiel Auge in Auge mit einem wilden Tier oder einem feindlichen Kämpfer. Heutzutage tritt diese durch Adrenalin verursachte Aggression jedoch häufig in Situationen auf, die gar nicht lebensgefährlich sind. Handelt man aus dieser Aggression heraus, kann sich das in einer Reihe von Problemen niederschlagen, wie zum Beispiel in aggressivem Fahrverhalten im Straßenverkehr oder in Gewalttätigkeit, die fast täglich in den Zeitungen präsent ist. Es ist nicht ungewöhnlich, dass Menschen ihren Zorn verinnerlichen, was zu einer Reihe von Krankheiten führt, von denen später in diesem Buch die Rede sein wird.

Kapitel 2

Wie Adrenalin wirkt

Um zu verstehen, wie sich eine Adrenalindominanz auswirkt, benötigt man ein gewisses Basiswissen über die Rolle und die Aufgaben von Adrenalin im Körper. Das Hormon wird im Nebennierenmark, dem Inneren der Nebennieren, gebildet. In seiner Eigenschaft als Hormon steuert es die Aktivitäten verschiedener Gewebe im Körper und es nimmt auch Aufgaben als Neurotransmitter im Gehirn wahr.

Zwei Szenarien, in denen es um das Überleben gehen kann, führen zur Bildung großer Mengen Adrenalin. Mit dem einen haben wir es zu tun, wenn der Körper unter Stress steht. Dieser Stress kann außergewöhnlich hoch und mit einer realen Gefahr verbunden sein – bei einem Überfall, zum Beispiel. Der Stress kann aber auch mehr emotionaler als physischer Ursache sein – sportliche Wettbewerbe, ein Bühnenauftritt, ein Vortrag vor Publikum, eine Verspätung auf dem Weg zur Arbeit, Glücksspiel, das erste Rendezvous oder eine bevorstehende Untersuchung beim Arzt. In beiden Fällen von Stress kommt es zur Freisetzung von Adrenalin.

Wie wir gesehen haben, wird dadurch die Kampf-oder-Flucht-Reaktion ausgelöst, die den Körper handlungsfähig macht. Im Einzelnen kommt es zu einem Anstieg der Herzfrequenz, des Blutdrucks sowie des Blutzuckerspiegels. Es wird mehr Blut zum Gehirn und zu den Muskeln geleitet, weniger fließt dagegen zu den Organen, die für die Kampf- oder Flucht-Reaktion von untergeordneter Bedeutung sind, zum Beispiel zum Magen-Darm-Trakt und zu den Nieren.

Das zweite Szenario, das zu einer Adrenalinfreisetzung führt, ist die Unterversorgung des Gehirns mit Energie. Das ist der Fall, wenn nicht genügend Glukose – der wichtigste Energielieferant für das

Gehirn – zur Verfügung steht. In diesem Fall bildet der Körper über die Gluconeogenese, einem durch Adrenalin vermittelten Prozess, Zucker aus Protein. Glykogen, das in der Leber gespeichert wird (und die Speicherform von Glukose ist), kann durch die Glykogenolyse ebenfalls in Glukose umgewandelt werden. Auch an diesem Prozess könnte Adrenalin beteiligt sein.

Ich vermute, dass die Bereitstellung der benötigten Energie für das Gehirn ausschlaggebend für einen erhöhten Adrenalinspiegel ist. Das Gehirn benötigt mehr Zucker (Glukose) als jedes andere Körpergewebe. Fehlt er im Gehirn, wird man „schläfrig" oder fühlt sich „benommen"; dieser Zustand ist unter dem Namen Hypoglykämie (Unterzucker) oder in Extremfällen als Narkolepsie bekannt. (Narkolepsie ist eine neurologische Erkrankung, die zu einer Störung des Schlaf-Wach-Rhythmus führt und sich durch eine übermäßige Tagesschläfrigkeit auszeichnet; Anm. d. Übers.) Unter dem Gesichtspunkt der Überlebenssicherung stellt der Körper dem Gehirn immer genügend Energie zur Verfügung, damit es wach und aufmerksam bleibt, und hebt dafür nötigenfalls den Adrenalinspiegel an.

> **Die Bereitstellung der benötigten Energie für das Gehirn ist ausschlaggebend für einen erhöhten Adrenalinspiegel.**

Ein perfektes zeitgemäßes Beispiel für diesen Zusammenhang zwischen Energiebedarf und Überleben sind Menschen, die aufgrund einer Hypoglykämie am Steuer einschlafen – sie können von der Straße abkommen, gegen einen Baum fahren und tödlich verletzt werden. Früher habe ich mir beim Autofahren oft auf die Wangen geschlagen, um wachzubleiben. Meist dauerte es sieben bis zehn Minuten, bis ich wieder richtig wach war, das ist eine lange Zeit, wenn man gleichzeitig versucht, keinen Unfall zu bauen. Heute weiß ich, dass mich nicht das Schlagen wach gehalten hat, sondern vielmehr die Gluconeogenese, die mithilfe von Adrenalin schließlich zu einem Anstieg des Blutzuckers führte und ich dadurch munterer wurde.

Eine Hypoglykämie setzt nicht nur die körpereigene Glukoseproduktion in Gang, sondern auch ein Verlangen nach Zuckerhaltigem.

Stark zuckerhaltige Nahrungsmittel (wie Süßigkeiten, Limonade, Kuchen und Kekse) hat der Mensch erfunden, sie kommen in der Natur nicht vor, der Körper ist also nicht auf einen problemlosen Umgang damit ausgerichtet. Die Zufuhr von stark zuckerhaltigen Nahrungsmitteln regt die Ausschüttung von Insulin an, des Hormons, dessen Hauptaufgabe die Steuerung des Blutzuckerspiegels ist. Eine der Möglichkeiten des Insulins zur Senkung des Blutzuckers ist, die Glukose „zwangsweise" in die Muskel- und Fettzellen zu schleusen.

Je höher der Glukosespiegel im Blut ist, desto mehr Insulin wird freigesetzt. Da das übermäßige Insulin das Zuviel an Glukose geradezu in die Zellen drängt, kann es zu einem weiteren Blutzuckerabfall kommen, und das führt zu einer weiteren Freisetzung von Adrenalin – ein Teufelskreis entsteht. Diese enge Beziehung zwischen Adrenalin und Insulin ist ein wesentlicher Faktor bei einer Reihe von gesundheitlichen Problemen, darunter Bluthochdruck, Diabetes, unerklärliche Gewichtszunahme und das metabolische Syndrom oder Syndrom X, wie es auch genannt wird. (Das metabolisches Syndrom, auch als „tödliches Quartett" bezeichnet, ist die Kombination aus gestörtem Kohlenhydratstoffwechsel, Hypertonie, Dyslipoproteinämie und abdomineller Adipositas; Anm. d. Übers.)

Unter den Bedingungen, für die Adrenalin ursprünglich gedacht war, wäre (fast) die gesamte erhöhte Menge an Blutzucker während der Kampf-oder-Flucht-Reaktion aufgebraucht worden. Insulin diente nur dazu, die verbliebenen restlichen Glukosemengen abzubauen. Heutzutage jedoch, wo wir unter anhaltendem niederschwelligen Stress stehen, permanent zu viel Adrenalin ausschütten und uns zu wenig körperlich bewegen, um die Glukose vollständig zu verbrauchen, wird ein großer Teil des Zuckers nicht verbrannt und bleibt erhalten. Also schleust Insulin ihn in die Fettzellen, wo er in Fett umgewandelt wird.

Ein Beispiel sind Polizisten und Vollzugsbeamte. Da sie zu einem höheren Adrenalinspiegel neigen, scheinen sie besonders anfällig für den Adrenalin-Zucker-Insulin-Zyklus zu sein, der einhergeht mit einem starken Verlangen nach Zuckerhaltigem, dessen Verzehr wiederum für einen hohen Insulinspiegel mit nachfolgender Hypoglykämie sorgt und sich in einer Gewichtszunahme niederschlagen kann. Eine 2011 im *Journal of the American Medical Association*, dem Fachorgan der Amerikanischen Medizinischen Gesellschaft, veröffentlichte Studie befasste sich mit den Schlafstörungen von 5000 Polizeibeamten. Fünfzig Prozent der Teilnehmer räumten ein, vom sogenannten Sekundenschlaf betroffen zu sein. Genau diese Beamten waren auch anfälliger für unkontrollierte Wutanfälle und Verstöße gegen Sicherheitsvorschriften. Auch LKW-Fahrer, die mit Kuchen und Koffeintabletten gegen die Müdigkeit ankämpfen, scheinen davon betroffen zu sein. Busfahrer, Zugführer und Piloten neigen möglicherweise auch zu Hypoglykämie; ein Problem für die öffentliche Sicherheit, das man bedenken sollte.

Insulin ist ein lebenswichtiges Hormon. Ich würde es jedoch nicht als „Glückshormon" beschreiben. Insulin ist:
– der Spitzenreiter unter den Hormonen, die für Speckröllchen um die Taille sorgen,
– eine der Hauptursachen für Bluthochdruck,
– das Hormon, das über die sogenannte Glykierung den Alterungsprozess beschleunigt (eine chemische Reaktion, bei der Proteine oder Lipide nicht-enzymatisch mit Kohlenhydraten reagieren; Anm. d. Übers.),
– sehr wahrscheinlich die Hauptursache für Typ-2-Diabetes und die meisten diabetischen Komplikationen.

Stress kann die Freisetzung von Adrenalin sicherlich stimulieren. Gleichzeitig kann ein erhöhter Adrenalinspiegel dazu führen, dass man sich „gestresst" fühlt. Folglich ist es egal, ob die Freisetzung von Cortisol aus der Nebennierenrinde direkt über die Stimulierung durch Adrenalin oder über die Stimulierung durch vermehrten Stress erfolgt, im Endeffekt kommt es zu einem Anstieg des Cortisolspiegels. Eine der Hauptaufgaben von Cortisol ist die Erhöhung des Blutzuckerspiegels, damit dem Körper mehr Energie für den Umgang mit dem – wodurch auch immer verursachten – Stress zur Verfügung steht.

Das heißt also, wann immer wenn der Zuckerspiegel steigt, steigt gleichzeitig auch der Insulinspiegel, um den Zucker in die Zellen zu schleusen. Das kann zur Hypoglykämie führen, wodurch es zur

Freisetzung von Adrenalin und Cortisol kommt, damit der Zuckerspiegel wieder steigt und so weiter und so fort – eine endlose Hormonkaskade wird in Gang gesetzt.

Aufgrund der Rolle, die Cortisol im Zucker- und Insulinkreislauf spielt, geht es, genauso wie Adrenalin, mit einer vermehrten Fetteinlagerung um die Taille einher. Es kann auch eine Osteoporose beschleunigen, auf die gleiche Weise wie das Medikament Prednison (Cortison). Und es scheint sich negativ auf das Herz auszuwirken. Ein hoher Spiegel bedeutet ein höheres Verkalkungsrisiko der Koronararterien sowie mehr Plaques in den Halsschlagadern, den sogenannten Carotiden.

Eine übermäßige Cortisolbildung ist auch schlecht für die Schilddrüse. Dadurch wird (freies) T4 in reverses T3 umgewandelt, eine Form des Schilddrüsenhormons, das der Körper nicht nutzen kann. Die daraus resultierende Unterfunktion (Hypothyreose) bleibt jedoch unentdeckt, wenn nur die fT4- und fT3-Werte, aber nicht der rT3-Wert bestimmt wird. (Anmerkung d. Verlages: Die gängige Schilddrüsen-Diagnostik umfasst in der Regel fT4, fT3 und TSH, der rT3-Wert wird selten bestimmt. Bei erhöhten rt3-Werten sind ft3 und ft4 jedoch oft unauffällig und es sieht vordergründig so aus, als läge keine Unterfunktion vor. Grund hierfür ist, dass der fT3-Wert nur widerspiegeln kann, was im Blut zirkuliert, nicht aber, was an den Rezeptorstellen bindet, in diesem Fall das blockierende rT3. Im deutschen Sprachraum spricht man auch vom „Low-T3-Syndrom" oder „Euthyroid-Sick-Syndrom".) Zudem kann ein übermäßig hoher Cortisolwert die Schilddrüsenhormonresistenz an den entsprechenden Hormonrezeptoren fördern. Diese nachteilige Wirkung auf die Schilddrüsenfunktion kann ebenfalls zu einer Gewichtszunahme beitragen. Zu viel Cortisol wirkt sich auch auf die Hypophyse aus, dort unterdrückt es die Bildung des Thyreoidea-stimulierenden Hormons (TSH) sowie des Wachstumshormons (GH).

Einer der Vorzüge des in diesem Buch vorgestellten Behandlungsprogramms besteht also darin, dass es nicht nur die Normalisierung des Adrenalinspiegels unterstützt, sondern auch des Insulin- und des Cortisolspiegels – also der drei Hormone, die hauptsächlich mit Stress einhergehen.

Kapitel 3

Die Behandlung der Adrenalindominanz

Die Informationen zur Behandlung einer Adrenalindominanz sind vielleicht das Wichtigste in diesem Buch. Mir ist keine andere Quelle in der medizinischen Literatur bekannt, die erklärt, wie man den Adrenalinspiegel senkt. Dieses Kapitel gibt einen Überblick über das entsprechende Programm; in einem späteren Kapitel werden die Einzelheiten der Behandlung genauer besprochen.

Da Stress einen übermäßig hohen Adrenalinspiegel verursachen kann, ist natürlich jede Art von Stressabbau zur Senkung des Adrenalinspiegels geeignet. Zu den wohlbekannten Maßnahmen gehören Meditation, Sport und die Tiefenatmung. Bestimmte Stoffe und Kräuter wie (das in den Blättern von grünem und schwarzem Tee enthaltene) Theanin, die Schlafbeere (Ashwagandha) und die Rosenwurz, die alle in Naturkostläden und Reformhäusern erhältlich sind, können ebenfalls stressmindernd wirken. All das kann dazu beitragen, die Wirkungen eines Adrenalinüberschusses zu blockieren, wie das auch bestimmte Medikamente tun, zum Beispiel Betablocker. Diese Maßnahmen sind zwar zweckdienlich, aber eigentlich doch nur Notlösungen, denn sie lassen außer Acht, warum der Körper übermäßig viel Adrenalin bildet.

Meines Erachtens kann man einem Adrenalinüberschuss nur dann erfolgreich beikommen, wenn man seine häufigste Ursache behandelt – ein energiehungriges Gehirn. Am besten gelingt das mit einem entsprechenden Ernährungsplan, einer Behandlung mit bioidentischen Hormonen und gegebenenfalls Nahrungsergänzungen, die eventuell zur Unterstützung der Gehirnfunktion gebraucht werden. Dieser kombinierte Ansatz führt meist innerhalb von 24 Stunden zu einer deutlichen Senkung des Adrenalinspiegels und gleichzeitig verschwinden viele, wenn nicht sogar alle Symptome des Patienten.

Bleiben jedoch einige oder sogar alle Beschwerden bestehen, kann das bedeuten, dass noch andere Faktoren eine Rolle spielen. Adrenalin ist zwar eine häufige, jedoch nicht die einzige Ursache der in diesem Buch besprochenen Krankheiten. Bei Fibromyalgie zum Beispiel, die möglicherweise auch durch eine nach innen gerichtete Wut verursacht wird, kann diese Wut mit Adrenalin zusammenhängen oder auch nicht. Menschen, die unter Schlaflosigkeit oder Depressionen leiden, reagieren damit vielleicht auf ihre besondere Lebenssituation. So führen manchmal Ernährungs- und Hormonbehandlungen, die keine deutliche Besserung bringen, erst dazu, dass die besonderen Stressfaktoren im Leben des betreffenden Patienten, die die wahre Ursache für seine Erkrankung sind, aufgedeckt werden können. Doch eine Behandlung mithilfe von Ernährung, Hormonen und Supplementen ist trotzdem von Nutzen, denn die körperliche Gesundheit des Patienten wird während der zusätzlichen wichtigen Schritte zur vollständigen Genesung weiter verbessert.

Die Senkung eines übermäßig hohen Adrenalinspiegels durch die Ernährung

Der Ernährungsaspekt meines Programms zum Umgang mit Adrenalin zielt auf die Adrenalinbildung ab, die durch eine Hypoglykämie, einen niedrigen Zuckerspiegel, im Gehirn stimuliert wird. Wie Sie bereits wissen, benötigt das Gehirn mehr Zucker als jedes andere Körpergewebe. Um das Gehirn also mit ausreichend Energie zu versorgen, bildet der Körper nötigenfalls auch Zucker aus Protein und nutzt dazu Stoffwechselwege, an denen Adrenalin beteiligt ist.

Für einen Glukosemangel im Gehirn kann es zwei Gründe geben. Der eine ist die übermäßige Bildung von Insulin, das den Blutzucker senkt. Das meiste Insulin entsteht nach dem Essen und am Nachmittag. Menschen, die nach dem Essen oder zwischen 15 und 16 Uhr müde werden, schütten zu diesen Zeiten höchstwahrscheinlich Adrenalin aus, um diesem Zuckerabfall entgegenzuwirken.

Der zweite Grund ist eine mögliche Fehlernährung. Eine Ernährung zur Beeinflussung des Adrenalinspiegels sollte – das ist ein Grundprinzip – mehr Kohlenhydrate mit niedrigem glykämischen Index als solche mit hohem glykämischen Index enthalten. Der glykämische Index stuft Nahrungsmittel (hauptsächlich Kohlenhydrate) danach ein, wie schnell oder langsam sie verdaut werden. Hochglykämische Nahrungsmittel werden schneller verdaut, daher gelangt der Zucker rasch ins Blut. Niedrigglykämische werden dagegen langsamer verdaut, der Zucker wird also gleichmäßiger ins Blut abgegeben. Das Fazit ist, dass hochglykämische Nahrungsmittel zur Bildung von mehr Insulin anregen. Raffinierte Kohlenhydrate haben in erster Linie einen hohen glykämischen Index, zum Beispiel weißer Reis, Weißbrot, jede Art von Zucker, Mais, Bananen usw. Dadurch kommt es zu einem raschen Anstieg des Blutzuckers mit darauf folgender Ausschüttung großer Insulinmengen, was letztlich zur Unterzuckerung und in der Folge zur Adrenalinbildung führt.

> **Grünes Gemüse ist der perfekte Energielieferant für das Gehirn.**

Bei niedrigglykämischen Kohlenhydraten steigt der Blutzucker in geringerem Maße und langsamer an und es wird weniger Insulin ausgeschüttet. Zu diesen Nahrungsmitteln gehören grüne Gemüse, bestimmte stärkehaltige Gemüsesorten, nicht verarbeitete Getreide und Hülsenfrüchte. Hiervon ist grünes Gemüse der perfekte Energielieferant für das Gehirn. Man kann es als Gemüseomelett oder in Rühreiern, als Beigabe zu einem grünen Smoothie oder einem Salat sowie als Beilage zu einer Mahlzeit zu sich nehmen. Beispiele von Nahrungsmitteln mit niedrigem glykämischen Index sind Süßkartoffeln, Naturreis, Naturreisnudeln, Naturreistortillas, Haferflocken und Pinto- oder schwarze Bohnen.

Die Bedeutung der richtigen Ernährung zur Beeinflussung des Adrenalinspiegels sollte nicht unterschätzt werden. Sorgt der Mensch nicht auf diese Weise für einen stabilen Blutzucker, führt das dazu, dass er ständig „auf Adrenalin" ist, denn der Körper schüttet es kontinuierlich aus, um seine eigene Glukose zur ausreichenden Energieversorgung herzustellen. Wer das Frühstück auslässt oder nur einmal am Tag isst, gehört wahrscheinlich zu dieser Kategorie. Adrenalin führt auch zu Appetitlosigkeit. Wer nachts Adrenalin ausschüttet, stellt möglicherweise fest, dass er hat morgens keinen Appetit hat.

Der Speiseplan, der am Ende des Buches vorgestellt wird, beinhaltet auch eine Besprechung der niedrig glykämischen Kohlenhydrate, Beispiele für Mahlzeiten und Smoothie-Rezepte sowie allgemeine Ernährungsratschläge. Es gibt keine Methode, nach der sich *alle* Menschen mit einem Adrenalinüberschuss beim Essen richten sollten, daher handelt es sich lediglich um Richtlinien, die individuell abzustimmen sind.

Die Senkung eines übermäßig hohen Adrenalinspiegels durch eine Hormonbehandlung

Zur Beeinflussung von Adrenalin ist nur ein Hormon erforderlich: Progesteron. Es wird als bioidentische, transdermale (über die Haut aufgenommene) Creme angewendet, die auf ärztliche Verordnung von einer speziell darauf ausgerichteten Apotheke individuell hergestellt wird. (Zur Erinnerung: In den USA sind diese sogenannten Compounding Pharmacies weit verbreitet; bei uns gibt es sie vereinzelt in großen Städten; Anm. d. Übers.) Cremes mit einem geringer dosierten Progesterongehalt gibt es (nur in den USA, nicht in Deutschland) auch rezeptfrei.

Bei einem Adrenalinüberschuss fährt Progesteron zweigleisig: Es senkt die Ausschüttung von Adrenalin, indem es eine durch Insulin bedingte Hypoglykämie verhindert und es scheint die Wirkungen des Adrenalins direkt zu blockieren.

Über welche physiologischen Wege Insulin von Progesteron beeinflusst wird, ist noch nicht klar, denn dazu gibt es keine Studien. Ich vermute, dass es die Insulinaktivität an den Insulinrezeptoren verhindert oder die Freisetzung von Insulin durch die Betazellen des Pankreas beeinflusst. Durch die Rückmeldungen Tausender von Patienten und durch meine eigene Erfahrung bin ich jedoch überzeugt, dass Progesteron eine erhebliche Wirkung auf Insulin hat. Patienten, die es richtig anwenden, haben keine durch den Unterzucker bedingte Müdigkeit aufgrund eines hohen Insulinspiegels mehr, was häufig nach dem Essen oder zwischen 15 und 16 Uhr vorkommt, oder wenn sie am Steuer oder als Mitfahrer im Auto sitzen. Außerdem nehmen sie auch oft dadurch ab.

> Bei einem Adrenalinüberschuss fährt Progesteron zweigleisig: Es senkt die Ausschüttung von Adrenalin, indem es eine durch Insulin bedingte Hypoglykämie verhindert und es blockiert die Wirkungen des Adrenalins direkt.

Da die hypoglykämischen Episoden seltener werden, sinkt auch die Adrenalinbildung, die der Hypoglykämie entgegenwirkt. Weniger Adrenalin bedeutet, dass weniger Glukose gebildet wird und daher auch weniger Insulin.

Bei Patienten mit einem besonders hohen Adrenalinspiegel scheint Progesteron den Auswirkungen des Adrenalins direkt und auf höchst dramatische Weise gegenzusteuern. Oft bemerken sie noch in meiner Praxis, wie viel besser es ihnen bereits einige Minuten nach der Anwendung der Progesteroncreme geht. Das unwillkürliche Wippen mit dem Bein verschwindet, sie lehnten sich in ihrem Stuhl zurück, fühlten sich entspannter und können sich besser konzentrieren.

Progesteron beeinflusst nicht nur Insulin und blockiert Adrenalin, es hat auch noch andere positive Wirkungen auf den Körper; unter anderem stoppt es die Auswirkungen einer Östrogendominanz

(Östrogenüberschuss) bei Frauen. Ein übermäßig hoher Östrogenspiegel kann unangenehme Nebenwirkungen haben – Krämpfe, PMS (prämenstruelles Syndrom), Brustspannen und Migräne. Mit der Zeit kann eine Östrogendominanz zu Fibromen (Fasergeschwülsten), Endometriose (versprengte Gebärmutterschleimhaut außerhalb des Uterus), PCOS (polyzystisches Ovarialsyndrom, d. h. Zysten an den Eierstöcken), zu Asthma sowie zu einer Gallenblasenerkrankung führen. Außerdem kann sie bei Frauen sechs verschiedene Krebsarten, insbesondere Brustkrebs, verursachen. Alle Frauen, die Empfängnisverhütungsmittel („Pille") einnehmen, haben eine Östrogendominanz, da durch die Pille die Ovulation unterdrückt und kein Progesteron mehr gebildet wird. Die Morgenübelkeit während des ersten Trimenons der Schwangerschaft ist eine weitere Auswirkung der Östrogendominanz.

Bei der Verschreibung einer transdermal anzuwendenden bioidentischen Progesteroncreme sollten einige Faktoren berücksichtigt werden:

1. Es gibt keine universell passende Dosierung von Progesteron. Jeder Patient beginnt vielmehr mit einer allgemein empfohlenen Dosis und passt dann die Menge, die Häufigkeit der Anwendung und sogar die Anwendungsstelle seinem individuellen Bedarf an.
2. Bei der Dosierung von Progesteron sollte man seine Behandlung eher auf den Patienten als auf den Laborbefund ausrichten – das heißt, die Dosierung sollte dem Empfinden des Patienten und nicht den Ergebnissen des Bluttests angepasst werden.
3. Die Creme wird am besten an gut durchbluteten Stellen, an denen die Haut dünn ist, aufgetragen – zum Beispiel an der Innenseite des Oberarms, unterhalb des Schlüsselbeins, im Nacken oder im Gesicht.
4. Sie ist ausgesprochen sicher und hat nur wenige potenzielle Nebenwirkungen.
5. Das sich Progesteron leicht an Rezeptoren bindet, hat es eine kurze Halbwertszeit im Blut (etwa fünf bis sechs Minuten).
6. Bioidentisches Progesteron darf nicht mit Progestin verwechselt werden, wie es zum Beispiel in Prodafem enthalten ist, denn

Progestin ist keine körpereigene Substanz und hat dieselben Nebenwirkungen wie Östrogen, wozu auch Krebs gehört. Im Gegensatz dazu verhindert bioidentisches Progesteron offenbar jede Art von Krebs, der von Östrogen verursacht wird.
7. Durch Speicheltests kann der Progesteronspiegel nicht genau bestimmt werden, außer vielleicht bei Menschen, die keine transdermale Creme verwenden.
8. Meiden Sie Progesteron, das zur oralen Einnahme in Kapseln oder Tablettenform im Handel ist. Es geht direkt in die Leber, wo es zu Allopregnanolon umgewandelt wird. Dieses Hormon verursacht Schläfrigkeit, daher wird orales Progesteron abends eingenommen. (Anmerkung d. Verlages: Progesteronkapseln können auch vaginal eingeführt werden, man spricht dann vom sogenannten „off-label-use", also einer Anwendungsform, die nicht im Beipackzettel beschrieben ist. Dadurch wird die Verstoffwechselung in der Leber umgegangen und die Müdigkeit bleibt aus.)

Nahrungsergänzungen für das Gehirn

Die meisten Menschen mit einem Adrenalinüberschuss klagen über Konzentrationsschwierigkeiten. Das kann an einem übermäßig hohen Adrenalinspiegel im Gehirn liegen, der Denkprozesse beschleunigt. Arbeitet das Gehirn schneller, werden einige der biochemischen Nährstoffe nahezu vollständig verbraucht, die es für seine Funktion benötigt – genauso wie eine durch Adrenalin verursachte erhöhte Muskelfunktion Nährstoffe verbraucht, die von den Muskeln genutzt werden.

Außerdem wirkt Adrenalin als Neurotransmitter im Gehirn mit anderen Neurotransmittern zusammen. Ist der Adrenalinspiegel erhöht, sind auch die anderen Neurotransmitter davon betroffen und beeinflussen unsere Art zu denken und zu fühlen.

Bei Menschen, die schon ein Leben lang unter einem Adrenalinüberschuss leiden, nehmen eventuell auch bestimmte Gehirnzellen

Schaden. In dieser Beziehung kann ein Adrenalinüberschuss zu Stress führen, der wiederum eine erhöhte Cortisolbildung nach sich ziehen kann. Lang anhaltender Stress, der mit dieser Erhöhung des Cortisolspiegels einhergeht, führt zu Schäden im Hippocampus, einem Hirnteil, in dem sich viele Cortisolrezeptoren befinden. Der Hippocampus ist an der Wahrnehmung, an der Stimmung und am Gedächtnis beteiligt. Im Laufe der Zeit können die Schäden zu Gedächtnisproblemen, Demenz und Depressionen führen.

Zum Glück verfügt der Körper über erstaunliche Selbstheilungskräfte. In früheren Zeiten reichte eine gesunde Ernährung aus, um sich alle für eine intakte Gehirnfunktion benötigten Stoffe zuzuführen. Leider ist die Welt von heute eine andere. Durch Verschmutzung, ausgelaugte Böden und den Einsatz chemischer Düngemittel sowie inzwischen auch von genetisch verändertem Saatgut (der letzte Punkt ist USA-spezifisch und kann nicht direkt auf die Verhältnisse bei uns übertragen werden, die anderen gelten uneingeschränkt auch hier, einschließlich der Konsequenzen; Anm. d. Übers.), ist der Nährwert unserer Nahrung geringer als noch vor hundert Jahren. Infolgedessen brauchen wir die Unterstützung von Nahrungsergänzungsmitteln, auch für das Gehirn, wenn wir es optimal gesunderhalten wollen.

Wie man den Stoffwechsel der Gehirnzellen entsprechend unterstützt, ist für eine detaillierte Behandlung in diesem Buch zu komplex, doch die wichtigsten Nahrungsergänzungen für das Gehirn sind in einem späteren Kapitel aufgelistet und werden dort besprochen.

Kapitel 4
Adrenalinüberschuss: Die positive Seite

Meiner Meinung nach handelt es sich bei ADHS (Aufmerksamkeitsdefizit-Hyperaktivitätsstörung) um einen Adrenalinüberschuss. Für mich ist das der „positive" Aspekt der Adrenalindominanz, denn wenn man mit der Neigung zu einem erhöhten Adrenalinspiegel richtig umgeht, führt sie zu gesteigerter Wahrnehmungsfähigkeit, Kreativität und Leistungsfähigkeit. Bei vielen der intelligentesten, erfolgreichsten, kreativsten Menschen auf der Welt wurde ADHS diagnostiziert oder sie zeigen eine ganze Reihe solcher Symptome.

ADHS ist ein klassisches Beispiel für die Tendenz, einen Zustand anhand seiner Symptome anstatt aufgrund seiner Ursache zu beurteilen. Entsprechend sieht die Beschreibung von ADHS-Kindern aus: Lernstörungen, Konzentrationsprobleme, Neigung zu aggressivem und destruktivem Verhalten, Wutausbrüche usw.

Alle diese Symptome hängen mit Adrenalin zusammen. Ein Überschuss des Hormons Adrenalin erhöht die Energie in den Muskeln und das führt zu übermäßigem Bewegungsdrang, der Hyperaktivität. Ein Überschuss des Neurotransmitters Adrenalin kann das Bewusstsein und die Intelligenz steigern. Dadurch werden jedoch auch die Denkprozesse beschleunigt und die Konzentrationsfähigkeit wird erschwert – außer bei Themen, an denen Interesse besteht. Wenn das, was an der Tafel steht, nicht interessant ist, lässt sich ein ADHS-Kind leicht ablenken – es schaut aus dem Fenster, schwätzt mit dem Kind in der Nachbarbank usw. Setzt man dieses Kind jedoch an einen

Spielecomputer, könnte es sein, dass es sehr wohl in der Lage ist, sich den größten Teil des Tages darauf zu konzentrieren.

Mit anderen Worten, ADHS ist eigentlich keine Lernstörung, sondern eine Störung der Wahrnehmung oder des Interesses. Ein klassisches Beispiel von ADHS ist der Student mit hervorragenden Noten in allen Fächern außer, sagen wir mal, Algebra. Er ist zweifelsohne ein intelligenter Student, der es jedoch schwierig findet, sich auf ein bestimmtes Fach zu konzentrieren.

Meiner Ansicht nach gibt es drei Grundformen von ADHS, die ich in die „typische Form", die „kreative Form" und die „Mischform" unterteile, wobei Letztere eine Kombination aus den beiden anderen ist. Bei der typischen Form von ADHS kommt Adrenalin vorwiegend als Hormon zum Tragen, es wirkt auf die Muskeln, führt also zur körperlichen Hyperaktivität und möglicherweise zu impulsivem oder sogar aggressivem bzw. destruktivem Verhalten. Bei der kreativen Form von ADHS wirkt es hauptsächlich als Neurotransmitter im Gehirn und sorgt für ein „hyperaktives Gehirn". Diese Form kommt häufiger bei den sogenannten „rechtshirnigen" Menschen vor, deren rechte, die kreative, Gehirnhälfte dominant ist. Adrenalin steigert ihre Kreativität.

> Bei der typischen Form von ADHS wirkt Adrenalin hauptsächlich als Hormon. Bei der kreativen Form von ADHS wirkt Adrenalin hauptsächlich als Neurotransmitter im Gehirn.

Ich habe den Verdacht, dass die meisten Menschen mit der Diagnose ADS (Aufmerksamkeitsdefizitstörung) in Wirklichkeit zu meiner Kategorie des kreativen Typs von ADHS gehören. Der Unterschied in der Bezeichnung ist von wesentlicher Bedeutung, da das „H" in „ADHS" diesen Zustand als eine Form der Hyperaktivität kennzeichnet, obwohl diese sich in dem Fall im Gehirn abspielt. Solche Menschen haben Schwierigkeiten mit der Konzentration und sind darin jenen ähnlich, deren Zustand allgemein als ADHS bezeichnet wird, aber ihnen fehlt die körperliche Hyperaktivität und die Impulsivität. Die Einsicht, dass es sich dabei um eine andere Form der durch

Adrenalin bedingten Hyperaktivität handelt, ist entscheidend, denn davon hängt die richtige Behandlung ab.

Neuesten Schätzungen (2013) zufolge sind (in den USA) zehn Prozent der Kinder von ADHS betroffen, doch ich gehe von einer viel höheren Zahl aus. Könnte man dieser Störung den negativen Beigeschmack nehmen, könnten, so vermute ich, viel mehr Kinder diagnostiziert und richtig behandelt werden.

Hinzu kommt das erhöhte Risiko für Kinder, von ADHS betroffen zu sein, wenn ein Elternteil davon betroffen ist. Haben beide Eltern ADHS, sind alle Kinder betroffen. Umgekehrt gilt das natürlich auch: Hat ein Kind ADHS, kann man davon ausgehen, dass mindestens ein Elternteil oder beide Eltern es ebenfalls haben. Und man darf nicht vergessen, dass aus allen Kindern mit ADHS Erwachsene mit ADHS werden. Dieser Zustand verschwindet nicht mit 18 Jahren auf magische Weise.

Es sollte nicht überraschen, dass die Schulmedizin ADHS bei den meisten Erwachsenen nicht erkennt. Und es sollte ebenfalls nicht überraschen, dass sie viele mit ADHS bei Erwachsenen einhergehende Krankheiten – die „negativen" und „hässlichen" Aspekte des Adrenalinüberschusses –, als unheilbar betrachtet. Wir haben es hier mit Hormonen zu tun, die aus dem Gleichgewicht geraten sind, und diesen Gedanken ignorieren viele Mediziner.

Als Neurotransmitter im Gehirn trägt Adrenalin zu einer Steigerung der Intelligenz bei; als Hormon steigert es die körperliche Energie. Diese Kombination aus Energie und geistigem Potenzial bringt die erfolgreichsten Menschen der Welt hervor. Viele von ihnen geben heute zu, dass sie erst am Abend vor einer Prüfung in ein Schulbuch geschaut haben. Sie wurden vielleicht als Faulpelze abgestempelt, aber sie waren schulisch erfolgreich, weil ihr Gehirn schneller arbeitete, eben hyperaktiv war. Ich selbst habe als Schüler auch immer erst am Vorabend gelernt. An der Universität jedoch setzte ich mich jeden Abend mindestens drei oder vier Stunden lang hin, denn Medizin interessierte mich.

Die meisten Menschen, die in ihrem Beruf hohe kognitive Leistungen erbringen müssen, haben nach meiner Definition wahrscheinlich

ADHS. Bill Gates, zum Beispiel, verließ – das ist kein Geheimnis – das College nach dem zweiten Jahr, aber offensichtlich nicht aufgrund mangelnder Intelligenz. Wenn man ihn beobachtet, stellt man fest, dass er viel auf- und abgeht, in seinem Stuhl schaukelt und mit dem Fuß wippt. All das sind Symptome eines Adrenalinüberschusses.

Die typische Form von ADHS

Menschen mit der Form von ADHS, die ich als „typisch" bezeichne, neigen zu körperlicher Aktivität. Sie sind intelligent, haben aber unter Umständen Konzentrationsprobleme. Als Erwachsene rauchen und trinken sie vielleicht zu viel. Manchmal leiden sie auch unter Angststörungen. Oft sind sie schon in jungen Jahren leicht reizbar und jähzornig, auch im Straßenverkehr, und sie haben eventuell eine hohe Erwartungshaltung gegenüber anderen Menschen.

Als Kinder sind sie vielleicht schmächtig, da sie aufgrund ihrer Hyperaktivität Zucker verbrennen, bevor er als Fett gespeichert werden kann. Wenn sie ins mittlere Alter kommen, lässt die Aktivität nach und es kann sein, dass sie aufgrund eines sehr hohen Insulinspiegels Fett um die Körpermitte ansetzen. Der Insulinüberschuss kann auch Symptome einer Hypoglykämie verursachen: Müdigkeit am späten Nachmittag, nach dem Essen oder auch am Steuer oder als Beifahrer.

Menschen mit der typischen Form von ADHS zeigen häufig weitere Symptome eines hohen Adrenalinspiegels. Dazu gehört Ruhelosigkeit – tagsüber trommeln sie mit den Fingern oder wippen mit den Füßen, nachts plagt sie das Restless-Legs-Syndrom, ein unruhiger Schlaf oder das Knirschen mit den Zähnen – und sie können auch Einschlafprobleme haben. Anders ausgedrückt, Adrenalin kann als eine Art natürliches Amphetamin betrachtet werden.

> Menschen mit der typischen Form von ADHS neigen zu körperlicher Aktivität und zeigen häufig weitere Symptome eines hohen Adrenalinspiegels wie Ruhelosigkeit und Einschlafprobleme.

Häufig gibt es in der Familie eine ganze Reihe entsprechender hormoneller Probleme – einen Bruder mit bipolarer Störung (früher als manisch-depressiv bezeichnet), Kinder oder Neffen und Nichten, die hyperaktiv sind, Verwandte mit Typ-2-Diabetes oder Fibromyalgie. Da ADHS bei Frauen mit einem niedrigen Progesteronspiegel einhergeht, gibt es eventuell auch Fälle von Brustkrebs, Endometriose oder anderen mit einer Östrogendominanz zusammenhängenden Krankheiten.

Wenn hyperaktive Kinder in die höhere Schule kommen oder zu studieren beginnen, engagieren sie sich oft im Sport und werden im späteren Leben zu sogenannten Typ-A-Persönlichkeiten oder „Workaholics". Adrenalin bringt den Körper auf Touren. Die Leistungsfähigkeit von Menschen in bestimmten Berufen ist dem Hormon geschuldet. Männer und Frauen, die sich beim Militär, im Vollzugsdienst oder im Profi-Sport engagieren, können viele Fähigkeiten auf ihren Adrenalinspiegel zurückführen. Ich vermute, dass viele dieser Menschen in jüngeren Jahren die klassischen Symptome der typischen Form von ADHS aufwiesen.

Kinder mit dieser typischen ADHS-Form werden oft mit Ritalin, Adderall oder Strattera behandelt, die im Grunde den Adrenalinspiegel im Gehirn erhöhen. Wird der Adrenalinspiegel durch diese Medikamente künstlich erhöht, kann sich das betäubend auf das Gehirn auswirken. Sie können zudem schwerwiegende Nebenwirkungen verursachen, so kann es unter anderem zum plötzlichen Tod oder zu Selbstmord kommen. Behandelt man die typische Form von ADHS jedoch mit Progesteron, ernährungstherapeutisch und mit Nahrungsergänzungsmitteln, verschwinden in den meisten Fällen viele der unerwünschten ADHS-Symptome, ohne dass Medikamente eingenommen werden müssen.

Obwohl Kinder im Allgemeinen nicht zu meinen Patienten gehören, habe ich sie gelegentlich im Zuge der Behandlung ihrer Eltern mitbehandelt. Jose, ein neunjähriger Junge und ein klassischer Fall der typischen Form von ADHS, war wegen aggressiven Verhaltens, darunter Raufereien mit anderen Kindern und das Anrempeln von Lehrern, von jeder staatlichen Schule seiner Heimatstadt geflogen. Seine Mutter, meine Patientin, war verzweifelt, denn der Junge wollte unbedingt wieder zur Schule gehen. Also erklärte ich mich bereit, ihn zu untersuchen.

Bei unserem Termin erfuhr ich, dass Jose zuckersüchtig war; alles, was er aß und trank, enthielt viel Zucker. Wir setzten uns zusammen und ich erklärte ihm, dass er sich anders ernähren müsse, damit es ihm besser gehen und er zur Schule zurückkehren könne. Und ich sagte ihm, ich würde eine Creme auf seinen Unterarm auftragen. Er war einverstanden und bekam einen Essensplan, den er einhalten musste.

Vierundzwanzig Stunden später rief mich seine Mutter an und sagte, sie könne gar nicht mehr aufhören, vor Glück zu weinen; sie habe ihren Sohn noch nie so erlebt: Er hatte gerade zehn Seiten Hausaufgaben erledigt – eine ziemliche Leistung für jemanden, der noch nie zuvor Hausaufgaben gemacht hatte. Die Symptome seines Adrenalinüberschusses waren verschwunden.

Obwohl es ihm so viel besser ging, weigerte sich das Schulamt, ihn wieder aufzunehmen. Trotz meiner schriftlichen Erklärung zeigte sich das öffentliche Schulsystem seinem Zustand gegenüber blind. Schließlich wurde er in einer Gemeindeschule aufgenommen, wo er nach sechs Monaten Klassenbester war. Das ist nicht weiter überraschend, da die meisten ADHS-Kinder äußerst intelligent sind.

Der Psychiater, der Jose wegen seines ADHS betreute, stellte sofort fest, dass die Anzeichen der Störung verschwunden waren. Als er die Mutter fragte, womit der Junge behandelt würde, erzählt sie ihm von der Progesteroncreme. Er verlangte, damit umgehend aufzuhören, da es sich um ein weibliches Hormon handle, und wollte, dass Jose wieder die von ihm verschriebenen Medikamente erhielt. Ich sprach daraufhin mit dem Psychiater, der sich meinen Argumenten leider verschloss, da keine Studien der Pharmaindustrie vorlagen. Seine Behauptung, Progesteron sei ein weibliches Hormon, ist typisch für das mangelnde Wissen vieler Ärzte über Hormone. Progesteron kommt sowohl im männlichen wie im weiblichen Körper vor. Dieser Arzt weigerte sich, seiner eigenen Beobachtung zu vertrauen, obwohl er erkannte, dass Progesteron half. Lieber würde er einem neunjährigen Jungen statt eines nebenwirkungsfreien bioidentischen Hormons Medikamente mit unzähligen Nebenwirkungen zumuten.

Die kreative Form von ADHS

Menschen mit der typischen Form von ADHS sind zwar sehr intelligent und in hohem Maße aktiv, doch bei denjenigen, die nach meiner Nomenklatur die kreative Form von ADHS haben, geht die hohe Intelligenz mit einer gesteigerten Kreativität einher.

Die Forschung hat gezeigt, dass die linke Gehirnhälfte hauptsächlich für das logische, rationale Denken, die rechte Gehirnhälfte dagegen für das kreative, intuitive und auf Gefühlen beruhende Denken verantwortlich ist. Ein „rechtshirniger" Mensch, in dessen Gehirn sich viel Adrenalin als Neurotransmitter befindet, kann ein kreatives Genie sein. Meiner persönlichen Meinung nach waren kreative Denker wie Albert Einstein, Beethoven, Shakespeare und Leonardo da Vinci alle von dieser kreativen Form betroffen.

Da sich diese „mentale Hyperaktivität" im Allgemeinen nicht körperlich auswirkt, kann die Tatsache unbemerkt bleiben, dass es sich dabei um eine Form von ADHS handelt. Es ist jedoch ganz besonders wichtig, den Menschen mit dieser kreativen Form zu erkennen. Das kreative Gehirn braucht sehr viel mehr Zucker als das „normale", da es aktiver ist. Werden diese Menschen nicht richtig behandelt, schütten sie kontinuierlich Adrenalin aus, um den Zuckerspiegel des Gehirns anzuheben – und geraten so in eine Situation, die zu manchen der in den folgenden Kapiteln besprochenen verheerenden Zustände führt.

> Da sich die „mentale Hyperaktivität" im Allgemeinen nicht körperlich auswirkt, kann die Tatsache unbemerkt bleiben, dass es sich dabei um eine Form von ADHS handelt. Es ist jedoch ganz besonders wichtig, Menschen mit dieser kreativen Form von ADHS zu erkennen.

Menschen mit kreativem ADHS haben sehr wahrscheinlich auch Symptome, die durch Adrenalin als Hormon verursacht werden. Wenn sie zu lange nichts essen, werden sie typischerweise zittrig oder reizbar, weil Adrenalin zur Steigerung ihres Blutzuckerspiegels ausgeschüttet wird. Sie bekommen kalte Hände und Füße, weil sich die (peripheren) Blutgefäße verengen. Ein äußerst häufiges Problem ist auch die Gewichtszunahme. Nachts können sie meist nicht durchschlafen. Das liegt daran, dass das Gehirn, das auch während des Schlafens arbeitet, in der Nacht gegen 2:30 oder 3:00 unter Energiemangel leidet, also zu der klassischen Zeit, wenn Adrenalin ausgeschüttet wird, um den Blutzuckerspiegel anzuheben. Dadurch werden diese Menschen wach. Ein erhöhter Adrenalinspiegel während der Nacht führt oft zu einem Gedankenkarussell, es kommt zu allgemeiner Unruhe, Knirschen mit den Zähnen oder im Kiefergelenk, Kreuz- oder Hüftschmerzen durch Muskelanspannung oder zum nächtlichen WC-Besuch.

Im Laufe der Jahre habe ich bei Menschen mit dieser kreativen Form viele zuverlässige Merkmale festgestellt. Zum Beispiel erfassen sie andere Menschen oft intuitiv, das heißt, sie können gute oder schlechte „Schwingungen" auffangen. Vorahnungen oder Déjà-vu-Erfahrungen, Dinge „schon einmal gesehen oder erlebt zu haben", sind für sie nicht ungewöhnlich. Es kommt vor, dass sie wissen, wer anruft, noch bevor sie die Nummer auf dem Display gesehen oder erkannt haben, oder sie sagen direkt „an Dich habe ich gerade gedacht" oder „Dich wollte ich gerade anrufen". Tiere fühlen sich zu ihnen hingezogen, Babys und kleine Kinder ebenfalls. Hellseherisch und medial veranlagte Menschen, Pferde- und Hundeflüsterer sowie Kinderkrankenschwestern, die schreiende Babys allein dadurch beruhigen, dass sie sie im Arm halten, sind oft von der kreativen Form betroffen. Ländliche wohnende Patienten erzählen mir oft, dass Vögel ihre Nähe suchen oder auf ihren Arm fliegen oder Wild ihnen aus der Hand frisst.

Meine eigene Hypothese zu diesen Phänomenen ist, dass die durch Adrenalin in der rechten Hirnhälfte generierte Energie in der Lage zu sein scheint, die in der Luft befindlichen Energien „anzuzapfen". Kleine Kinder, die selbst kreativ sind, sowie Tiere können diese Energie bei kreativen Menschen spüren und fühlen sich davon angezogen.

Ein klassisches Symptom bei Menschen mit ADHS vom kreativen Typ ist die Tendenz, auf Autofahrten, insbesondere als Mitfahrer, einzuschlafen. Das mag durch die große Menge an Eindrücken bedingt sein, die auf das Gehirn einstürmen, denn es registriert die vorüberziehende Landschaft sowie die anderen Autos auf der Straße, das gleichzeitige Radiohören, die Unterhaltung mit dem Fahrer und vieles mehr. Infolgedessen geht dem Gehirn die Energie aus, und der Betreffende schläft ein.

Ich vermute, dass Menschen, die ihren Lebensunterhalt in kreativen Berufen verdienen – Künstler, Tänzer, Musiker, Grafiker, Innenarchitekten, Schriftsteller, Menschen mit der unheimlichen Fähigkeit, Automotoren wieder in Ordnung zu bringen, Architekten und Erfinder auf allen Gebieten –, sehr wahrscheinlich die kreative Form von ADHS haben.

Eine Tragödie, die sich in Los Angeles ereignete, veranschaulicht beispielhaft, wie viel Macht Adrenalin haben kann. Ein Mann überquerte die Straße auf einem Zebrastreifen. Ein sich näherndes Auto hielt ein wenig zu spät an und ragte ein Stückchen in den markierten Übergang hinein. Der Fußgänger rastete aus, er bekam einen „Zebrastreifen-Koller" und schlug im Vorbeigehen auf die Motorhaube des Autos ein. Der Fahrer des Autos hatte seinerseits einen „Straßenkoller" – er stieg aus, stieß den anderen zu Boden und tötete ihn mit mehreren Kopftritten. Um ganz sicher zu sein, überrollte er den Körper noch mit seinem Wagen.

Es stellte sich heraus, dass beide Männer Musiker waren, die höchstwahrscheinlich die kreative Form von ADHS hatten. Da beide so leicht ausrasteten, würde ich vermuten, dass sie „auf Adrenalin" waren (das heißt, dass Adrenalin die primäre Energiequelle für das Gehirn war). Wäre das nur bei einem der beiden erkannt worden und hätte er die richtige Behandlung erhalten, hätte die Tragödie vermieden werden können.

Das vielleicht klassische Beispiel für die Macht von Adrenalin bei einem kreativen Menschen ist Michael Jackson. Das Folgende ist lediglich meine Einschätzung seiner Todesumstände, gestützt auf die allgemein zugänglichen Informationen. Als er starb, war dieser außergewöhnlich kreative Mensch ausgemergelt. Sein in hohem Maße kreatives Gehirn brauchte große Mengen Zucker als Energiequelle, doch der hohe Adrenalinspiegel raubte ihm den Appetit, was seinen extremen Gewichtsverlust erklären würde. Und es erklärt auch, warum er nachts nicht schlafen konnte und große Mengen Schlafmittel erforderlich waren.

Bei diesem schlechten Gesundheitszustand blieb es, bis er einen Vertrag über 50 Konzerte unterschrieb, die 2009 beginnen sollten. Zur Vorbereitung darauf probte er zum ersten Mal nach zehn Jahren auf der Bühne seine Tanznummern. Seine Muskeln benötigten also zusätzliche Energie. Da er sich nicht entsprechend ernährte, musste sein Körper noch mehr Adrenalin bilden, um den Blutzuckerspiegel zu erhöhen, was zu weiteren Schlafproblemen führte. Schließlich hat wohl das übermäßige Adrenalin sein Herz stillgelegt – nur drei Wochen vor Beginn der Konzerte. Die Medikamente, die er bekam, könnten ebenfalls dazu beigetragen haben.

Die Mischform von ADHS

Bei manchen Menschen manifestieren sich Merkmale beider Formen von ADHS, und es kommt zu einem Zustand, den ich als Mischform bezeichne. Sie scheinen übermäßig viel Adrenalin im Gehirn und zusätzlich einen erhöhten Spiegel des systemischen Hormons Adrenalin zu haben. Meiner Erfahrung nach zeigen Menschen mit der Mischform von ADHS schwerwiegendere Symptome als Menschen mit der typischen oder kreativen Form. Sie leiden häufiger unter Angststörungen, Zwangsverhalten oder Depressionen, und manchmal liegt die größte Schwierigkeit in der mangelnden Konzentrationsfähigkeit. Frauen mit dieser Form können die ganze Schwangerschaft hindurch unter vermehrtem Erbrechen leiden.

Manchmal wird bei diesen Betroffenen auch Legasthenie diagnostiziert – die Neigung, Buchstaben oder Zahlen falsch herum zu lesen. Sie sind sowohl „rechtshirnig" als auch „linkshirnig".

ADHS und Adrenalin

Meine Gedanken zu ADHS und Adrenalin lassen sich wie folgt zusammenfassen: Ich glaube, ADHS repräsentiert die „positive Seite" eines Adrenalinüberschusses. Menschen, deren Beruf eine hohe intellektuelle Leistung erfordert, verdanken ihre Intelligenz oft einem hohen Adrenalinspiegel. Profi-Sportler können einen großen Teil ihrer Fähigkeiten und ihrer Stärken dem Adrenalin zuschreiben. Menschen, die im Vollzugsdienst oder beim Militär tätig sind, sind bei ihrer Arbeit auf Adrenalin angewiesen. Sofern sie jedoch nicht richtig behandelt werden, erleben Menschen mit ADHS wahrscheinlich auch die Schattenseiten des Adrenalins, von denen in den folgenden Kapiteln die Rede sein wird.

Aus meiner Erfahrung mit Tausenden von Patienten kann ich sagen, dass das Problem eines mit Adrenalinüberschuss einhergehenden ADHS durch die Behandlung mit dem richtigen Ernährungsplan und Progesteron direkt und überraschend schnell angegangen werden kann. Doch der Zusammenhang zwischen ADHS und Adrenalin wird noch nicht allgemein anerkannt. Allein im Jahr 2013 wurden mehr als eintausend Artikel über ADHS in medizinischen Fachzeitschriften veröffentlicht. In keinem einzigen davon wurde Adrenalin erwähnt.

Das wird sich ändern müssen, irgendwann. Ich behaupte, dass in etwa 20 Jahren ein Forscher den Nobelpreis für Medizin bekommen wird, weil er die Ursache von ADHS und ADS gefunden hat. So lange kann es durchaus noch dauern, bis die etablierte Medizin die Tatsache akzeptiert, dass ein hormonelles Ungleichgewicht, an dem ein Adrenalinüberschuss beteiligt ist, dafür verantwortlich ist.

Kapitel 5

Adrenalinüberschuss: Die negative Seite

Alle Folgen, die sich aus den drei Kategorien ergeben – die „positive", die „negative" und die „hässliche" –, und in die man einen Adrenalinüberschuss einteilen kann, beeinflussen die Lebensqualität der Menschen, die davon betroffen sind. Ich glaube, dass die Folgen aus der Kategorie „negativ" den Patienten eventuell gar nicht so hart treffen wie diejenigen, die zur „hässlichen" Kategorie gehören. Die Unterscheidung zwischen den beiden ist jedoch etwas willkürlich. Tatsächlich kann ein und dieselbe Person Symptome haben, die unter alle Kategorien fallen.

Die meisten Erkrankungen, die durch übermäßige Mengen des äußerst wirkungsstarken Hormons Adrenalin verursacht werden, gelten als unheilbar. Die medizinische Standardbehandlung besteht in der Verordnung von Medikamenten, die oft körperliche Nebenwirkungen haben, zugleich aber sehr wenig Linderung bringen. Das liegt daran, dass die Medikamente hauptsächlich die Symptome der Krankheit erleichtern, nicht aber ihre Ursache beseitigen. Ich sehe das immer wieder bei Patienten, die verzweifelt in meine Praxis kommen und körperlich nicht nur durch die Auswirkungen des Adrenalinüberschusses, sondern auch durch die Nebenwirkungen ihrer Medikamente belastet sind. Wie schnell und in welchem Ausmaß es bei Beginn einer gezielten Behandlung zur Besserung kommt und die damit einhergehende Entwöhnung von den Medikamenten, ist sowohl für Patienten und Behandler gleichermaßen ein lohnendes Erlebnis.

Ich habe das Gefühl, dass viele Ärzte an einem Scheideweg stehen. Sie können den gegenwärtigen Kurs ihrer praktischen Arbeit beibehalten und akzeptieren also die Tatsache, dass ihre Patienten nur selten gesund werden, sie können aber auch die Herausforderung annehmen, die im Status quo liegt, sich wieder an den Hippokratischen Eid am Beginn ihrer beruflichen Laufbahn erinnern und Medizin auf eine Art ausüben, für die ihnen ihre Patienten dankbar sein werden. Eine Passage des Eides lautet: „Ärztliche Verordnungen werde ich treffen zum Nutzen des Kranken nach meiner Fähigkeit und meinem Urteil, hüten aber ich werde mich davor, sie zum Schaden und in ungerechter Weise anzuwenden." Weitere Informationen zum Eid finden Sie im Kapitel über die Therapierichtlinien.

Von einem sogenannten „therapeutischem Nihilismus" spricht man, wenn bei der Ausübung der Medizin moralische Grundsätze ignoriert werden. Aktuelle Beispiele sind leicht zu finden. Wir müssen uns nur die 100 000 Menschen vor Augen zu halten, die jedes Jahr an verschreibungspflichtigen Medikamenten sterben, und die jährlich 400 000 Patienten, die aufgrund von Nebenwirkungen ebenfalls im Krankenhaus behandelt werden müssen. Wenn Patienten die Wahl haben, entscheiden sie sich meiner Erfahrung nach fast immer dafür, die zugrunde liegende Ursache eines Problems zu beseitigen, statt ein Medikament einzunehmen, das zu unangenehmen oder sogar verheerenden Nebenwirkungen führen kann.

> Ich habe das Gefühl, dass viele Ärzte an einem Scheideweg stehen. Sie können den gegenwärtigen Kurs ihrer praktischen Arbeit beibehalten oder die Herausforderung annehmen, die im Status quo liegt.

In diesem und im nächsten Kapitel möchte ich nicht auf alle Merkmale und Auswirkungen der besprochenen Krankheiten eingehen. Ich beschränke mich jeweils auf das Wesentliche und erkläre, warum die Krankheit die Folge eines Adrenalinüberschusses sein kann. Alle diese Erörterungen, Einschätzungen und Empfehlungen beruhen auf meiner Erfahrung durch die Arbeit mit Tausenden von Patienten und deren Feedback über mehrere Jahrzehnte.

Depressionen

Depressionen sind eine häufig vorkommende affektive Störung, von der die meisten Menschen im Laufe ihres Lebens einmal betroffen sind. Charakteristische Merkmale sind der Verlust an Interesse oder das Gefühl von Traurigkeit oder Hilflosigkeit, doch es können auch andere Symptome damit einhergehen wie Schlafstörungen, Schmerzen und Appetitverlust.

Unter einer klinisch manifesten Depression leiden (in den USA) fünf bis zehn Prozent der Bevölkerung. Zur Diagnosestellung müssen fünf der folgenden, im diagnostischen und statistischen Handbuch psychischer Störungen (DSM-IV) genannten neun Hauptkriterien fast täglich auftreten:

1. Depressive Stimmung oder Reizbarkeit
2. Verlust von Interesse und Freude
3. Deutlicher Verlust oder Zunahme von Gewicht
4. Schlaflosigkeit oder Schlafsucht
5. Psychomotorische Erregtheit oder Hemmung
6. Müdigkeit oder Energieverlust
7. Gefühl von Wertlosigkeit oder übersteigerte oder unangemessene Schuldgefühle
8. Verminderte Denk-, Konzentrations- oder Entscheidungsfähigkeit
9. Wiederkehrende Todes- oder Selbstmordgedanken

Es gibt zwei Grundtypen der Depression: die reaktive und die endogene. Die reaktive Depression hängt mit einem negativen Ereignis im Leben des Betroffenen zusammen, zum Beispiel dem Verlust des Arbeitsplatzes, finanziellen Problemen oder dem Verlust eines Angehörigen (auch eines Haustiers). Die endogene Depression kommt aus dem Inneren – der Mensch ist niedergeschlagen, weiß aber nicht warum. Ein dritter Typ kann sich als Kombination aus den beiden anderen manifestieren.

Ich glaube, dass ein Adrenalinüberschuss die Hauptursache einer endogenen Depression ist. Meinen Beobachtungen zufolge ist ein hoher Adrenalinspiegel die häufigste Ursache von Wutausbrüchen und

Wut ist eine sehr starke Emotion. Menschen äußern sie unterschiedlich, die einen schlagen auf eine Wand ein, schreien oder kämpfen, während die anderen sie in sich verschließen. So können sich gewaltige Mengen negativer Energie anstauen, selbst wenn den Betroffenen das gar nicht bewusst ist. Wird die Wut unbewusst unterdrückt, kann sie sich als Depression zeigen.

Mit Ausnahme weniger Fälle ist es mir gelungen, Hunderte von Patienten allein dadurch erfolgreich von ihren Depressionen zu befreien und ihnen das Absetzen ihrer Antidepressiva zu ermöglichen, indem ich ihren Adrenalinspiegel senkte.

Angst

Angststörungen sind die häufigste psychische Krankheit in den Vereinigten Staaten, von der mehr als 40 Millionen Erwachsene, also etwa 20 Prozent der US-amerikanischen Bevölkerung, betroffen sind. Angst geht oft mit einer affektiven Störung einher – depressive Menschen haben eine nahezu neunmal höhere Wahrscheinlichkeit, eine Angststörung zu entwickeln als Menschen, die affektiv nicht gestört sind.

Zu den Kriterien des DSM-IV für eine generalisierte Angststörung gehören:
1. Übermäßige Angst oder Sorgen über einen Zeitraum von mindestens sechs Monaten
2. Deutliche Schwierigkeiten, die Angst oder Sorgen zu steuern
3. Das Vorliegen von mindestens drei der folgenden Symptome an den meisten Tagen über einen Zeitraum von sechs Monaten:
   - überdreht, angespannt oder unruhig,
   - leicht ermüdbar oder ausgelaugt,
   - Konzentrationsprobleme,
   - Reizbarkeit,
   - deutliche Muskelverspannung,
   - Schlafprobleme.

Man kann an einer ganzen Reihe von Symptomen dieser Störung leicht erkennen, dass Adrenalin eine Rolle spielt: Unruhe, Müdigkeit durch anhaltende Muskelverspannung, Schlaflosigkeit, Nervosität und Zittern. Menschen, die mit Angst zu kämpfen haben, haben oft das Gefühl, dass sie zur Entspannung rauchen, trinken oder Medikamente nehmen müssen. Es ist auch nicht ungewöhnlich, dass sie ein Verlangen nach Süßem haben.

> **Adrenalin kann für eine ganze Reihe von Angstsymptomen verantwortlich sein: Unruhe, Müdigkeit durch anhaltende Muskelverspannung, Schlaflosigkeit, Nervosität und Zittern.**

Eine generalisierte Angststörung ist ein durch Angst, Unbehagen und Sorgen gekennzeichneter Krankheitszustand, dessen Grund der Betroffene nicht erklären kann. Es gibt noch andere Arten von Angststörungen, dazu gehört die Panikstörung (eine akute Angstreaktion), die Zwangsstörung und die posttraumatische Belastungsstörung (PTBS). Letztere schneide ich im nächsten Kapitel kurz an.

Von einer Panikstörung, einem einengenden, mit Angst einhergehenden Zustand, sind in den Vereinigten Staaten etwa sechs Millionen Menschen betroffen. Charakteristisch dafür sind überfallartige und wiederholte Attacken heftiger Angstzustände, auch als Panikattacken bekannt, die auftreten, ohne dass eine reale Gefahr besteht. Die klassischen Symptome sind:
– Kurzatmigkeit (Lufthunger, Atemnot),
– Herzklopfen und
– ein Gefühl drohenden Unheils.

Das Empfinden, nicht ausreichend Luft zu bekommen, führt beim Betroffenen zur Hyperventilation (beschleunigte Atmung), er atmet zu viel Kohlendioxid ab. Zugleich schluckt er Luft, was Schmerzen auf der linken Brustseite verursachen kann. Gefühllosigkeit und Missempfindungen um die Lippen und in den Fingern sind ebenfalls möglich, da es durch die Abatmung von Kohlendioxid zu einer respiratorischen Alkalose kommt (das Blut wird basischer).

Ein Patient mit einer Panikattacke kann die Notaufnahme aufsuchen und sich über Schmerzen in der Brust und Atemnot beklagen – die klassischen Symptome eines möglichen Herzinfarkts. Aus Sicht der Klinik rechtfertigt das natürlich eine gründliche Untersuchung, auch wenn es zu den einfachsten Diagnosen in der Medizin gehört, eine Panikattacke festzustellen, wie der Film „Besser geht's nicht" (amerikanischer Film aus dem Jahr 1997, in dem es um einen Zwangsneurotiker geht; Anm. d. Übers.) zeigt. Der Protagonist, der von Jack Nicholson gespielt wird, kommt in die Notaufnahme und klagt über Atemnot und Schmerzen in der Brust. Nachdem aber sowohl das EKG als auch die Herzenzyme normal sind, versichert ihm der diensthabende Arzt, dass er „nur" eine Angstreaktion hat. Im „wirklichen Leben" könnte das noch viele teurere, wenn auch unnötige Untersuchungen nach sich ziehen, so zum Beispiel ein Echokardiogramm, eine Myokardszintigrafie und möglicherweise ein Angiogramm, obwohl das – wie gesagt – wohl alles gar nicht nötig wäre.

Menschen mit einer Angstproblematik atmen oft seufzend. Eventuell haben sie das Gefühl, einen Kloß im Hals zu haben, der fachsprachlich als *Globus hystericus* bezeichnet und von einer Muskelkontraktion in diesem Gebiet verursacht wird.

Verschwinden die Panikattacken durch die Senkung des Adrenalinspiegels nicht vollständig, kann es sich auch um ein Problem von unterdrückter Feindseligkeit handeln. Diese Gefühle sind oft tief im Unterbewussten verankert, sodass sich Betroffene ihrer gar nicht bewusst sind. Gelangen sie ins Bewusstsein, kann das zu einer Panikattacke führen, weil der Körper versucht, sie wieder zurück in das Unterbewusstsein zu verdrängen.

Eine solche unterdrückte Feindseligkeit richtet sich meist gegen jemanden, der den Betroffenen nahe steht. Es gilt also herauszufinden, ob es jemanden in ihrem Leben gibt – einen Elternteil, ein Geschwister, ein Partner oder eine Partnerin oder sogar ein Kind –, der die Ursache für eine emotionale Verletzung sein kann. In der Behandlung wird dann direkt am unterdrückten Problem gearbeitet.

Zwangsverhalten, ein anderes angstbedingtes Problem, kann sich in Form von ritualisierten Verhaltensweisen manifestieren, zum Beispiel als zwanghaftes Händewaschen und wiederholtes Nachsehen, ob die Tür verschlossen oder das Licht ausgeschaltet ist. Dabei handelt es sich im Grunde genommen um einen Schutzmechanismus, der der Angstvermeidung dient. Mit anderen Worten hindert man Zwangskranke daran, ihren Zwängen nachzugeben, löst das Ängste aus. Und wieder genügt es oft schon, den Adrenalinspiegel zu senken, um Menschen von Zwangshandlungen zu befreien.

Reizdarmsyndrom

Das Reizdarmsyndrom – man spricht auch von spastischem Kolon – ist durch Verstopfung, Durchfälle oder einer Kombination aus beiden Zuständen gekennzeichnet, am häufigsten manifestiert sich diese Störung jedoch als Verstopfung. Während der Kampf-oder-Flucht-Reaktion, ausgelöst durch die Ausschüttung von Adrenalin, wird zusätzlich Blut in die Muskeln gepumpt, gleichzeitig wird der Zufluss zu den inneren Organen, also auch zum Darm, gedrosselt. Das kann zu einer Verlangsamung der Darmtätigkeit führen.

Zu den häufigsten Ausprägungen eines Adrenalinüberschusses im Magen-Darm-Trakt gehört die Verstopfung. Außerdem können starke, durch Adrenalin bedingte Gefühle wie Wut oder Reizbarkeit, die nach innen gerichtet werden, zu Durchfällen oder Darmkrämpfen führen.

Mit Durchfällen einhergehende Störungen werden in eine organische und eine funktionelle Kategorie unterteilt. Der organisch bedingte Durchfall tritt sowohl tagsüber als auch nachts auf. Beispiele dafür sind Colitis ulcerosa, Enteritis regionalis (Morbus Crohn), ischämische Colitis (durch eine zu geringe Durchblutung ausgelöste entzündliche Veränderung des Dickdarms; Anm. d. Übers.) sowie bakteriell durch *Clostridium difficile* oder parasitär durch Lamblien (*Giardia lamblia*), das sind Protozoen, die zu einer sogenannten Giardiasis führen. Funktionelle Durchfälle werden als psychisch bedingt angesehen und gehen meist nicht mit nächtlichen Toilettengängen einher. Zu dieser Kategorie gehört das Reizdarmsyndrom.

Ich habe beobachtet, dass chronisch entzündliche Darmerkrankungen wie Colitis ulcerosa und Enteritis regionalis (Morbus Crohn) sich durch nach innen gerichtete Wut in ähnlicher Weise verschlimmern. Sehr häufig handelt es sich dabei um familiäre Beziehungsprobleme. Senkt man den Adrenalinspiegel des Betroffenen, kann er oft viel besser mit anderen Menschen umgehen, und seine gastrointestinalen Probleme bessern sich ebenfalls deutlich.

Bluthochdruck

Ich halte es für möglich, dass Bluthochdruck in vielen Fällen einem Adrenalinüberschuss geschuldet ist. Als Teil der Kampf-oder-Flucht-Reaktion kann Adrenalin natürlich den Blutdruck erhöhen. Der „Weißkitteleffekt", eine klassische Situation, wenn der Blutdruck während der Messung beim Arzt steigt, wird durch die Freisetzung von Adrenalin ausgelöst. Da jedoch nicht nur ein Arztbesuch Stress auslösen kann, kommt es bei Menschen, die unter diesem Phänomen leiden, sehr wahrscheinlich auch in anderen Lebenssituationen häufig zu Vorfällen, die den Blutdruck in die Höhe treiben.

Ebenso ist es nicht ungewöhnlich, dass der Blutdruck nach einer Spritze mit einer Novocain-Adrenalin-Mischung beim Zahnarzt nach oben schießt. In diesem Fall soll das Adrenalin die Blutung unter Kontrolle halten, da es die Blutgefäße verengt. Zugegebenermaßen kann manchen Menschen allein der Anblick des zahnärztlichen Bohrers Angst machen, den Adrenalinspiegel anheben und dadurch Blutdruckspitzen auslösen.

Steigt der Adrenalinspiegel, steigt auch der Blutzuckerspiegel. Und wann immer der Blutzucker erhöht ist, schüttet der Körper Insulin aus, um den Zucker in die Zellen zu schleusen, wo er gebraucht wird. Insulin ist auch ein blutdrucksteigerndes Hormon, was am sogenannten metabolischen Syndrom oder Syndrom X – eine andere Bezeichnung dafür – sehr gut verdeutlicht wird. Dieser Zustand äußert sich in einem hohen Triglyceridspiegel, einem niedrigen HDL-Wert, dem „guten" Anteil an Cholesterin, einem hohen Insulinspiegel sowie einem hohen Blutdruck. Meines Wissens ist der erhöhte Insulinspiegel der einzige Grund für den niedrigen HDL-Wert.

Außerdem geht ein Adrenalinüberschuss mit vermehrtem Stress einher. Unter Stress setzt der Körper Cortisol frei, ein weiteres Hormon, das die Blutzuckerbildung stimuliert, die wiederum zu mehr Insulin führt, das seinerseits den Blutdruck weiter anheben kann. Der übermäßig hohe Insulinspiegel kann auch zu einem Blutzuckerabfall (Hypoglykämie) führen, der die Adrenalinbildung stimuliert, was wiederum den Blutzuckerspiegel sowie die Cortisolausschüttung erhöht und so weiter und so fort. Dieses Szenario einer Hormonkaskade führt sehr wahrscheinlich zu einem sich wiederholenden und/oder dauerhaften Bluthochdruck.

> Wäre es nicht sinnvoller, einfach nur den Adrenalinspiegel zu senken und Arzneimittel zu meiden, die zu Impotenz, Gewichtszunahme, zu Asthma auslösenden Bronchialkrämpfen sowie anderen Nebenwirkungen führen?

Die unmittelbare Ursache aller eben erwähnten Szenarien ist ein Adrenalinüberschuss. Ein erhöhter Blutdruck wird meist mit einem der zahlreichen auf dem Markt befindlichen Betablocker behandelt, die die Wirkung des Adrenalins blockieren. Wäre es nicht sinnvoller, einfach nur den Adrenalinspiegel zu senken und eine Reihe von Arzneimitteln zu meiden, die zu Impotenz, Gewichtszunahme (es handelt sich um schilddrüsenblockierende Thyreostatika), zu Asthma auslösenden Bronchialkrämpfen sowie anderen Nebenwirkungen führen? Ein hoher Adrenalinspiegel kann durch Ernährung und Hormone sehr leicht gesenkt und unter Kontrolle gehalten werden, sodass der Patient dann seine Blutdruckmedikamente langsam ausschleichen kann.

Diabetes

Die beiden häufigsten Arten von Diabetes sind Typ 1 und Typ 2. Diabetes vom Typ 1 wird durch Insulinmangel verursacht. Der Grund für Typ-2-Diabetes (sogenannter Altersdiabetes) ist – so wird allgemein angenommen – eine Insulinresistenz, das heißt, die Zellen werden gegenüber Insulin resistent, sodass es schwierig wird, den Zucker in die Zellen zu schleusen. Ich glaube jedoch, und mit mir eine kleine, aber steigende Anzahl von Ärzten, dass Typ-2-Diabetes tatsächlich durch eine Überproduktion von Insulin verursacht wird.

> Eine steigende Anzahl von Ärzten glaubt, dass Typ-2-Diabetes in Wirklichkeit durch eine Überproduktion von Insulin verursacht wird.

Diese Sichtweise ist umstritten und widerspricht dem schulmedizinischen Ansatz. Doch dieser funktioniert offensichtlich nicht. Versuche, den Blutzuckerspiegel mit Medikamenten, die die Insulinproduktion steigern, oder mit Insulin selbst zu reduzieren, sowie den Cholesterinspiegel und den Blutdruck zu senken, können die Folgeschäden von Diabetes meist nicht verhindern. Bei den Studien, in denen tatsächlich versucht wurde, den Blutzuckerspiegel von Diabetikern durch eine starke Erhöhung des Insulinspiegels zu normalisieren, kam es zu einer alarmierenden Zunahme von Todesfällen und Komplikationen. Im Jahr 2012 wurde der Referenzwert für Hämoglobin A1C, von jeher das Maß für die Diabetes-Kontrolle, von 6,5 auf 7,5 erhöht – ein Anzeichen für die allmähliche Erkenntnis der Diabetologen, dass das Absenken des Zuckerspiegels durch Erhöhung der Insulingabe nicht die Lösung ist.

Nach herkömmlicher Ansicht kann der Zucker bei Diabetes nicht in die Zellen gelangen, weil sie insulinresistent sind; daher verbleibt er im Blut. Ich habe jedoch schon seit geraumer Zeit den Verdacht, dass noch ein zusätzlicher Faktor beteiligt sein könnte: Der Zucker kann nicht in den Fettzellen gespeichert werden, weil sie mit Fett gesättigt sind (um es anschaulich auszudrücken: In der „Kneipe" ist kein Platz mehr). Infolgedessen steigt der Zuckerspiegel im Blut (es „staut sich" also vor der Tür).

Was es bedeutet, sich bei Typ-2-Diabetes mit Insulin zu befassen, kann gar nicht genug betont werden. Insulin ist ein fettspeicherndes Hormon. Es bildet Fett, indem es Zucker in die Fettzellen schleust, wo er in Speicherfett umgewandelt wird; es sitzt auch außen auf den Fettzellen und blockiert die Freisetzung von Fett. Insulin ist als Ursache für die Fettansammlung um den Bauch, den „Rettungsring", anerkannt. Menschen mit hohem Insulinspiegel sind oft um die Körpermitte dick und haben relativ dünne Beine und Arme. Ich vermute, wenn sich die Fettzellen im Bauchbereich auffüllen, kann es in der Folge zu Diabetes kommen.

Schauen wir uns das einmal genauer an: Die Anzahl der Fettzellen, die wir unser Leben lang haben, wird im Allgemeinen sehr früh angelegt. Menschen, die in jungen Jahren schlank waren, haben als Erwachsene oft weniger Fettzellen. Da diese dann fehlen, um Zucker zu absorbieren, sind sie unter Umständen zur Entwicklung eines Altersdiabetes prädisponiert. (Ich habe beobachtet, dass Patienten, die sich beträchtliche Mengen Fett absaugen ließen, Diabetes entwickeln können, der oft unheilbar ist – sie haben keine Fettzellen mehr, die Fett speichern könnten). Die gegenwärtige epidemische Verbreitung von Typ-2-Diabetes bei Teenagern könnte sehr wohl einer Kombination aus mehreren Faktoren geschuldet sein: Essgewohnheiten, Bewegungsmangel (Zucker wird nicht verbrannt), Adrenalinüberschuss (Zucker- und Insulinspiegel steigen) und eventuell untergewichtig im Kleinkindalter.

Wenn Typ-2-Diabetes durch einen Insulinüberschuss verursacht wird, woher kommt dann das Insulin? Meiner Ansicht nach ist Adrenalin die Grundursache. Die Überproduktion von Adrenalin führt zu einer Überproduktion von Zucker, um das Gehirn und die Muskeln mit Energie zu versorgen. Der erhöhte Blutzuckerspiegel stimuliert die Freisetzung von Insulin. Gleichzeitig führt die Adrenalinüberproduktion zur Freisetzung von Cortisol. Cortisol steigert wie Adrenalin den Blutzuckerspiegel, woraufhin es wiederum zur Freisetzung von Insulin kommt.

Wie wir gesehen haben, senkt ein erhöhter Insulinspiegel den Blutzucker (Hypoglykämie). Und ein niedriger Zuckerspiegel stimuliert wiederum das Verlangen nach stark zuckerhaltiger Nahrung sowie die Freisetzung von weiterem Adrenalin (und Cortisol), der Kreislauf erhält sich also selbst.

Außerdem kann Glukagon ausgeschüttet werden, ein weiteres Hormon, das den Zuckerspiegel anheben kann. Nun sind es also drei Hormone, die den Zuckerspiegel erhöhen; und die Situation verschlimmert sich weiter, wenn die Betroffenen stark zuckerhaltige Nahrung zu sich nehmen. Ist es also weiter verwunderlich, dass der Zuckerspiegel dann kontinuierlich steigt und letzten Endes in einen Diabetes mündet? Könnte in diesem Rahmen nicht auch die nächtliche Freisetzung von Adrenalin der Grund dafür sein, dass der Nüchternblutzucker bei einem Diabetiker am Morgen oft seinen Tageshöchststand erreicht?

Ich verfahre bei Typ-2-Diabetes genauso wie bei anderen Krankheiten: Ich versuche, die zugrunde liegende Ursache zu behandeln. Ist der Insulinspiegel unter Kontrolle, sinkt die Fettproduktion und die Fettverbrennung steigt wieder; die übersättigten Fettzellen können nun „abspecken". Sobald sich weniger Fett in den Fettzellen befindet, ist Platz, damit Zucker aufgenommen werden kann, und der Blutzuckerspiegel sinkt.

Vergleichen Sie diesen Ansatz mit der üblichen Behandlung von Typ-2-Diabetes. Patienten erhalten insulinsteigernde Medikamente oder sogar Insulin selbst. Meiner Ansicht nach werden diese Patienten genau mit dem Hormon behandelt, das nicht nur für Diabetes selbst, sondern auch für die meisten Komplikationen verantwortlich ist. Es überrascht nicht, dass sie mehr Fett um die Körpermitte ansammeln. Sie fühlen sich zwischen 15 und 16 Uhr oder nach dem Essen oft müde – ein Zeichen dafür, dass sie wahrscheinlich eine erhebliche Menge Insulin bilden. Setzt man bei einem Typ-2-Diabetiker die Insulinmedikation ab, stellt ihn gleichzeitig auf eine insulinsenkende Ernährung um und verschreibt ihm eine Progesteroncreme, bessert sich nicht selten auch das Taubheitsgefühl in den Füßen (sogenannte diabetische Neuropathie).

Ich fasse meine Ansicht über Insulin wie folgt zusammen: Es trägt zur Fettablagerung um die Körpermitte bei, es verursacht Diabetes vom Typ 2 sowie viele der diabetischen Komplikationen und es erhöht den Blutzucker und beschleunigt den Alterungsprozess. Und trotzdem wird es zur Behandlung von Typ-2-Diabetikern eingesetzt. Könnte das der Grund dafür sein, dass diese Patienten so selten gesund werden?

> Patienten, die insulinsteigernde Medikamente oder Insulin nehmen müssen, werden mit genau dem Hormon behandelt, das für ihren Diabetes verantwortlich ist.

Wie wirksam es ist, den Insulinspiegel zu senken, um Diabetes erfolgreich zu behandeln, wird im folgenden Brief eines Patienten deutlich.

Erfahrungsbericht

Ich bin pensionierter Physiker und Raumfahrtwissenschaftler, 82 Jahre alt und Patient bei Dr. Platt. Mein Internist diagnostizierte 1985 einen Typ-2-Diabetes. Die Diagnose wurde durch einen Glukosebelastungstest gestellt; ich hatte jedoch keine erkennbaren Symptome, über die ich hätte klagen können. In den folgenden Jahren kümmerte ich mich um die bestmögliche Behandlung, die ich bekommen konnte. Ich begab mich in die Hände von Endokrinologen der angesehensten medizinischen Einrichtungen und wurde mit den gängigen Präparaten behandelt. Als mir meine Diagnose erstmals mitgeteilt wurde, wog ich knapp 82 Kilo. Als ich Dr. Platt am 19. Januar 2010 zum ersten Mal aufsuchte, wog ich 120 Kilo. Alle konsultierten Ärzte rieten mir zwar zur Gewichtsabnahme, aber keiner sagte mir, dass ein Insulinüberschuss zu Fettspeicherung und Übergewicht führt oder dass das ein Merkmal von Typ-2-Diabetes, geschweige denn, das Ergebnis ihrer Behandlung ist. Alle bestärkten mich darin, meine Blutzuckerschwankungen unter Kontrolle zu halten, doch niemand erwähnte den fehlenden wissenschaftlichen Nachweis dafür, dass man durch einen normalen Blutzuckerspiegel auch die diabetischen Komplikationen im Griff hat.
Seit ich im Januar 2010 bei Dr. Platt war, habe ich begriffen, dass ich meinen Blutzuckerspiegel besser kontrollieren muss und ich setzte alle

> Diabetesmedikamente ab. Jetzt wiege ich etwas mehr als 95 Kilo, ich habe also 25 Kilo abgenommen. Ich fühle mich gut und habe keine Retinopathie mehr (durch Diabetes bedingte Netzhauterkrankung; Anm. d. Übers.). Mein Blutzuckerspiegel ist wieder normal.
>
> 7. September 2010, Patient J. K.

Wie bereits in Kapitel 3 erwähnt, vermute ich, dass Progesteron wohl dazu beiträgt, das Insulin unter Kontrolle zu halten, indem es dessen Aktivität, die im Grunde genommen eine Form der Insulinresistenz ist, an den Insulinrezeptoren verhindert. Da eine Insulinresistenz bei bestimmten Diabetikern eine Rolle spielen könnte, empfehle ich, Metformin weiterhin einzunehmen, wenn es für einen Typ-2-Diabetes verschrieben wurde, da es bei Insulinresistenz hilfreich ist. Diabetiker, die unter der kreativen Form von ADHS leiden, müssen es eventuell sogar nehmen, um die durch Progesteron bedingte Insulinresistenz in den Gehirnzellen zu verhindern.

Gewichtsprobleme

Bezüglich des Gewichts kann Adrenalin in beide Richtungen wirken. Zum einen kann es den Stoffwechsel und den Energiepegel erhöhen, dadurch wird die Fettverbrennung gefördert. Das sehen wir oft bei Kindern, bei denen die typische Form von ADHS diagnostiziert wurde: Sie sind hyperaktiv, meist sehr schlank und während der Schulzeit und des Studiums oft aktive Sportler. Profisportler haben wahrscheinlich einen Adrenalinüberschuss, ebenso wie ausgewiesene Workaholics und Typ-A-Persönlichkeiten. Diese Betroffenen haben im Allgemeinen keine Gewichtsprobleme.

Anderseits können Menschen mit einem Adrenalinüberschuss, die nicht besonders aktiv sind – das heißt, solche mit der kreativen Form von ADHS – mehr Gewicht auf die Waage bringen oder müssen ständig dagegen ankämpfen. Wie schon mehrfach erwähnt, benötigt das kreative Gehirn viel mehr Zucker als ein „normales". Ernährt sich der Betroffene falsch, schüttet der Körper kontinuierlich Adrenalin aus, um den Zuckerspiegel für die Energieversorgung des Gehirns zu erhöhen. Wie Ihnen inzwischen klar sein dürfte, zieht eine Erhöhung des Zuckerspiegels eine Erhöhung des Insulinspiegels nach sich, das den Zucker in die Fettzellen schleust, wo er in Fett umgewandelt wird.

Menschen, bei denen es nachts zu einer starken Adrenalinausschüttung kommt, sind oft in der außergewöhnlichen Situation, dass sie buchstäblich im Schlaf zunehmen. Und das kommt zu den anderen Merkmalen eines erhöhten nächtlichen Adrenalinspiegels – unruhiger Schlaf, Zähneknirschen, Restless-Legs-Syndrom und nächtliches Wasserlassen – noch hinzu.

> **Menschen, bei denen es nachts zu einer starken Adrenalinausschüttung kommt, sind oft in der außergewöhnlichen Situation, dass sie sogar im Schlaf zunehmen.**

Ich habe den Verdacht, dass es eine bislang nicht erkannte epidemische Ausbreitung von ADHS – insbesondere der kreativen Form – gibt, bei der es durch den Adrenalinüberschuss zu vermehrtem Auftreten von Fettleibigkeit kommt, und zwar bei Menschen jeden Alters. Würde man das Gewichtsproblem dieser Menschen aus der Perspektive des Adrenalins behandeln, könnten sie nicht nur abnehmen, sondern sich auch besser konzentrieren.

Doch nicht nur Adrenalin selbst trägt zur Gewichtszunahme bei, sondern es stimuliert auch die Freisetzung von Cortisol und wahrscheinlich auch von Glukagon. Nun müssen wir es also mit zwei bzw. drei Hormonen aufnehmen, die den Blutzuckerspiegel erhöhen, die Freisetzung von Insulin anregen und Fett bilden.

Andererseits kann ein Adrenalinüberschuss aber auch als Appetitzügler wirken. Das ist oft bei Menschen der Fall, die regelmäßig das Frühstück auslassen: Sie schütten nachts so viel Adrenalin aus, dass sie morgens keinen Appetit haben. Das kann schließlich dazu führen, dass sie hauptsächlich von Adrenalin „leben", wodurch anhaltend Zucker und Insulin freigesetzt wird. Überschüssiges Adrenalin kann auch zu einem Verlangen nach Alkohol zur Entspannung führen – ein weiterer potenzieller Grund für die Gewichtszunahme.

Hinzu kommt, dass auch viele Medikamente, z. B. Antidepressiva und Betablocker, die Gewichtszunahme fördern können. Und die Präparate, die Typ-2-Diabetiker häufig einnehmen, um den Insulinspiegel anzuheben, sorgen ebenfalls für die Bildung von Fett.

Es wäre fahrlässig, nicht auch darauf hinzuweisen, welchen Beitrag das amerikanische Gesundheitssystem zur gegenwärtigen epidemischen Ausbreitung der Fettleibigkeit leistet. Auch wenn diese inzwischen als eigenständige Erkrankung gilt, sehen viele Ärzte darin immer noch nur ein gestörtes Essverhalten und ignorieren die Möglichkeit von zugrunde liegenden stoffwechselbedingten Aspekten. Ich habe viele Patienten kennengelernt, die nach Antworten bei unzähligen Ärzten gesucht haben – und alle bekamen sie denselben Rat: Essen Sie weniger. Es ist wichtig, dass sich der Behandler die Zeit für ein Gespräch mit seinen Patienten nimmt. Er muss hinsehen und hinhören, ob es Hinweise auf ein hormonelles Ungleichgewicht gibt – einen Überschuss an Adrenalin, Insulin, Cortisol oder Östrogen oder eine Unterfunktion der Schilddrüse. Welche Medikamente werden eingenommen? Wie sehen die Ess- und Trinkgewohnheiten und wie die körperlichen Aktivitäten aus?

Einer meiner Patienten – ein klassischer, wenn auch extremer Fall von ADHS der kreativen Form –, wog mehr als 190 Kilo, als er zum ersten Mal in meine Praxis kam. Die Adrenalinmenge, die nötig war, um zu einem so hohen Gewicht zu führen, sorgte auch für andere Probleme wie Alkoholismus und Fibromyalgie. Die Ärzte, bei denen er vorher in Behandlung war, hatten ihm allesamt vorgeworfen, er würde zu viel essen, obwohl er ihnen versicherte, dass dies nicht der Fall sei. Hätten sie ihm zugehört, wäre die Tatsache, dass er gar kein „Vielfraß" war, der erste Hinweis darauf gewesen, dass ein hormonelles Problem vorlag – und keine Essstörung.

Dieser Patient war ein geradezu lehrbuchhaftes Beispiel für hormonelle Störungen, sowohl hinsichtlich seiner Anamnese als auch seines Erscheinungsbildes. Nicht nur, dass sein Körper zu viel Insulin, Cortisol und Insulin ausschüttete, seine übermäßig vielen Fettzellen steigerten auch die körpereigene Produktion von Östrogen, das ein lipogenes (Fett bildendes) Hormon ist und wiederum dafür sorgte, dass es an Hüfte, Oberschenkel und Gesäß zu einer massiven Fettansammlung kam. Der hohe Insulinspiegel hingegen war für die gute „Polsterung" der Körpermitte verantwortlich. Es überraschte mich nicht, dass er unter einer Schilddrüsenunterfunktion litt; sie begünstigt Fettablagerungen in allen Bereichen.

Nachdem wir begonnen hatten, ihn mit Progesteroncreme, einem zur Senkung des Adrenalinspiegels konzipierten Essensplan und Schilddrüsenhormonen zu behandeln, sank sein Adrenalinspiegel, die Fibromyalgie verschwand und er berichtete, er habe sich noch nie in seinem Leben so wohl gefühlt. Nachdem er etwa 109 Kilo abgenommen hatte, betrug sein Taillenumfang noch 81 cm. Als er zum ersten Mal zu mir kam, war er selbstmordgefährdet und hatte mit 47 Jahren noch nie in seinem Leben ein Rendezvous gehabt. Nachdem er abgenommen hatte und es ihm endlich wieder besser ging, holte er all das nach, verlobte sich und ist inzwischen glücklich verheiratet.

Telomere und Altern

Könnte das Absenken des Adrenalinüberschusses tatsächlich lebensverlängernd wirken? Es scheint so. Gegenwärtig beschäftigt sich die Forschung sehr intensiv mit der Beziehung zwischen der Länge von Telomeren – Nukleotidsequenzen an den Chromosomenenden – und dem Altern. Es gibt Hinweise, dass es bei Menschen mit verkürzten Telomeren eventuell häufiger zu Herzinfarkten und Krebs kommt.

Ein Biotech- und Pharmaunternehmen entwickelte ein Medikament, das die Verkürzung der Telomere verhindern könnte. Um die von der amerikanischen Zulassungsbehörde FDA geforderten fünf- bis zehnjährigen und aberwitzig teuren Studien zu umgehen, verkaufte das Unternehmen die Rechte an dieser Substanz an eine auf die Herstellung von Nahrungsergänzungsprodukten spezialisierte Firma. Die Medikamentenkosten für das Nahrungsergänzungsmittel mit dem Namen TA-65 betrugen ursprünglich 24 000 Dollar pro Jahr. Sie wurden nun, je nach Dosierung, auf 2 400 bis 8 000 Dollar jährlich gesenkt.

Studien haben ergeben, dass TA-65 das Enzym Telomerase erhöht, das die Telomere vor einer Verkürzung schützt. Das Präparat ist bei sich rasch teilenden Zellen wie denen der Haut, des Immunsystems und des Gastrointestinaltrakts sehr wirksam. Es bestehen natürlich Bedenken, da Krebszellen sich ebenfalls schnell teilen, doch zumindest bis jetzt hat sich das noch nicht als Problem erwiesen.

Aktuell liegen nur vereinzelte Ergebnisse vor. Außerdem sind die Ärzte, die diese Substanzen vertreiben, sogenannte „Anti-Aging"-Spezialisten, sodass die meisten ihrer Patienten auch bioidentische Hormone einnehmen, die Aussehen und Befinden ebenfalls beeinflussen können. (In Deutschland dürfen Ärzte keine wie immer gearteten Präparate verkaufen; Anm. d. Übers.).

Gestatten Sie mir, Ihnen eine alternative, kostengünstigere Methode vorzustellen: Es konnte eindeutig belegt werden, dass Stress die Telomere verkürzt, Stressabbau sie dagegen verlängert. (Hieran mag es liegen, dass die Sterblichkeitsrate bei Menschen mit starker Stressbelastung höher ist.)

Adrenalin steht in engem Zusammenhang mit Stress, und man weiß, dass die Senkung des Adrenalinspiegels auch den Stresspegel senkt. Sport ist eine Möglichkeit, Adrenalin zu verbrauchen und Sport verlängert nachweislich die Telomerlänge bei Menschen, die unter erhöhtem Stress stehen. Meditation baut ebenfalls Stress ab und erweist sich als Telomer-verlängernd. Warum sollte man Stress also nicht einfach durch Senkung des Adrenalinüberschusses abbauen?

Schlafstörungen

Darunter versteht man Einschlaf- oder Durchschlafstörungen oder auch beides. Es gibt viele Gründe, die Menschen um einen gesunden Schlaf bringen können, zum Beispiel körperliche Beschwerden oder emotionale und finanzielle Probleme. Meiner Meinung nach ist jedoch ein Adrenalinüberschuss der Hauptgrund für schlechten Schlaf. Wie bereits besprochen, wirkt Adrenalin zum einen als Hormon und beeinflusst zahlreiche Körperfunktionen sowie zum anderen als Neurotransmitter im Gehirn. Menschen mit einem hohen Spiegel an Adrenalin, das als Hormon wirkt, sind im Allgemeinen diejenigen, die schlecht einschlafen können. Das sind diejenigen, die an der typischen Form von ADHS leiden und als Erwachsene zu den Typ-A-Persönlichkeiten gehören könnten. Die durch das überschüssige Adrenalin gebildete zusätzliche Energie verhindert, dass sie müde werden. Damit diese Menschen leichter einschlafen können, muss tagsüber verhindert werden, dass sich übermäßig viel Adrenalin bildet. Regelmäßiger Sport zum Abbau von überschüssigem Adrenalin ist ebenfalls hilfreich.

Menschen, die nachts wach werden, sind oft von der kreativen Form von ADHS betroffen. Das sind häufig diejenigen, die sich darüber beklagen, dass sie nachts nicht abschalten können. Vom Standpunkt des Überlebenssicherung aus betrachtet, möchte der Körper immer gewährleisten, dass dem Gehirn genügend Energie zur Verfügung steht, damit es ordnungsgemäß funktioniert. Und das kreative Gehirn ist, wie wir wissen, vergleichsweise aktiver und hat daher, wie wir ebenfalls wissen, einen höheren Energiebedarf. Stellt der Körper im Laufe der Nacht fest, dass das Gehirn seine Energie aufgebraucht hat, wird Adrenalin freigesetzt, um den Zuckerspiegel anzuheben, und die Betroffenen wachen auf. Das geschieht oft zwischen 2:30 und 3:00 Uhr morgens und kann sich die restliche Nacht über fortsetzen, sodass manche Menschen in regelmäßigen Abständen immer wieder wach werden oder gar nicht mehr einschlafen können.

> Stellt der Körper im Laufe der Nacht fest, dass das Gehirn seine Energie aufgebraucht hat, wird Adrenalin freigesetzt, um den Zuckerspiegel anzuheben, und die Betroffenen wachen auf.

Durch die nächtliche Adrenalinausschüttung gegen 2:30 Uhr kann es bei Frauen mit der kreativen Form von ADHS, die in der Perimenopause oder bereits in der Menopause sind, zu Hitzewallungen und sowohl bei Männern und Frauen zu Harndrang kommen.

Den nächtlichen Anstieg des Adrenalinspiegels verhindert man, indem man kurz vor dem Schlafengehen Progesteroncreme aufträgt und danach einen leichten niedrigglykämischen Snack zu sich nimmt.

Das Restless-Legs-Syndrom

Ein nächtlicher Adrenalinüberschuss kann auch zum sogenannten Restless-Legs-Syndrom (RLS) führen, einem unangenehmen Gefühl in den Beinen, dass mit dem unkontrollierbaren Drang verbunden ist, sie in Bewegung zu halten. Manche Menschen stehen sogar auf und laufen herum, um für Erleichterung zu sorgen. Dasselbe Problem kann man auch tagsüber bei Menschen beobachten, die im Sitzen ständig ein Bein bewegen oder auf- und abgehen „müssen".

Manche Menschen leiden nachts unter Krämpfen in den Waden oder Füßen. Das kommt daher, dass Adrenalin die Arterien verengt und den Blutfluss zu den Muskeln drosselt. Aus demselben Grund kann es auch zu kalten Händen und Füßen kommen. Dies wird oft irrtümlich einer Schilddrüsenunterfunktion zugeschrieben, die mit einer erniedrigten Körpertemperatur einhergeht.

Menschen, die am Restless-Legs-Syndrom leiden, haben oft Begleitsymptome, die ebenfalls durch einen erhöhten Adrenalinspiegel verursacht werden, zum Beispiel Zähneknirschen, Harndrang und das Hin- und Herwälzen im Bett (beim sogenannten Restless-Body-Syndrom wird der ganze Körper von Unruhe erfasst; Anm. d. Übers.), und sie erwachen morgens oft mit Rückenschmerzen.

Und wieder gehört zur Behandlung, dass sich nächtliche Adrenalinspitzen verhindern lassen, indem Betroffene vor dem Zubettgehen Progesteroncreme auftragen und dann einen leichten niedrigglykämischen Snack zu sich nehmen; wenn möglich, sollte man sich tagsüber sportlich betätigen, um überschüssiges Adrenalin abzubauen. Das direkte Auftragen von Progesteroncreme auf die betroffenen Areale bei Bein- und Wadenkrämpfen bringt oft innerhalb kürzester Zeit Erleichterung.

Kopfschmerzen

Menschen mit einem Adrenalinüberschuss leiden oft regelmäßig unter Kopfschmerzen. Adrenalin kann Muskelverspannungen in verschiedenen Körperbereichen hervorrufen. Verspannungen im Nacken – was nicht selten ist –, können zum sogenannten Spannungskopfschmerz führen.

Eine Art dieser Kopfschmerzen, die Okzipitalneuritis, wird oft fälschlicherweise für Migräne gehalten, da der Schmerz am Hinterkopf sehr heftig sein kann. Die Migräne ist jedoch durch einen pulsierenden Schmerz gekennzeichnet, während der Schmerz der Okzipitalneuritis stechend ist. Er beginnt an einer Seite der Schädelbasis und schießt hinter das Auge der betroffenen Seite ein. Die Diagnose kann durch Druck mit dem Daumen in das vermutete Gebiet an der Schädelbasis bestätigt werden, das sehr schmerzhaft sein sollte. Eine feuchtheiße Behandlung verschafft meist Linderung; doch die Heilung besteht darin, dass es künftig nicht mehr zur Muskelverspannung um die Nervenscheiden kommt, und das wird durch die Senkung des Adrenalinspiegels erreicht.

> Tinnituspatienten empfehle ich, Progesteroncreme auf dem Nacken aufzutragen, und bei den meisten Betroffenen führt dies zu einer deutlichen Besserung.

Muskelverspannungen im Nacken können auch Tinnitus verursachen, Geräusche in einem oder beiden Ohren. Von den beiden Vertebralarterien, die entlang des Nackens ins Gehirn ziehen, zweigen im Nacken die schmaleren Vestibulararterien ab, wovon eine zum Innenohr läuft. Nach meiner Theorie können Verspannungen in den Nackenmuskeln diese kleinen Blutgefäße verengen, dadurch wird der Blutfluss zum Innenohr behindert und es kommt zum Tinnitus. Tinnituspatienten empfehle ich, Progesteroncreme auf den Nacken aufzutragen, und bei den Betroffenen führt dies zu einer deutlichen Besserung.

Ein weiteres Beispiel für eine lokale Muskelverspannung ist die Funktionsstörung des Kiefergelenks (Temporomandibulargelenk, TMG), zu der es kommt, wenn Menschen insbesondere nachts mit den Zähnen knirschen oder – im wörtlichen Sinn – die Zähne zusammenbeißen. Behandelt werden kann mit einer Zahnspange oder einfacher durch die Senkung des Adrenalinspiegels.

Bemerkenswerterweise gibt es drei Möglichkeiten, die bei einem niedrigen Progesteronspiegel zu Kopfschmerzen führen können. Erstens geht er mit einem erhöhten Insulinspiegel einher, dessen Folge eine Hypoglykämie sein kann, die oft zwischen 3 und 4 Uhr nachts einen Hungerkopfschmerz nach sich ziehen kann. Zweitens kann es durch die Hypoglykämie zu einer Adrenalinausschüttung und infolgedessen zu Spannungskopfschmerzen kommen. Drittens können Frauen mit einem niedrigen Progesteronspiegel während der Menstruation eine durch Östrogen bedingte Migräne bekommen.

Alle in diesem Abschnitt erwähnten Arten von Kopfschmerzen reagieren schnell, manchmal sogar sofort, auf eine transdermal verabreichte, das heißt über die Haut wirkende Progesteroncreme. Die folgende Geschichte veranschaulicht die Wirksamkeit dieser einfachen Behandlung:

Ich wurde im Fall eines 15-jährigen Jungen um Rat gefragt, der seit 18 Monaten unter einem hartnäckigen Dauerkopfschmerz bei gleichzeitiger Muskelverspannung im Nacken litt. Er war außergewöhnlich intelligent und zeigte klassische Symptome der gemischten Form von ADHS. Diese Faktoren brachten mich zu der Überzeugung, dass seine Kopfschmerzen durch einen Adrenalinüberschuss verursacht wurden. Ich trug eine kleine Menge einer freiverkäuflichen Progesteroncreme auf seinen Unterarm und in den Nacken auf. Nach etwa fünf Minuten hatten sich die Kopfschmerzen um 90 Prozent gebessert, nach 10 Minuten waren sie vollends verschwunden. (In Deutschland ist Progesteron rezeptpflichtig; Anm. d. Übers.)

Abhängigkeiten

Wie wir gesehen haben, verursacht ein hoher Adrenalinspiegel Angstzustände, Depressionen oder Wutausbrüche. Menschen mit einem Adrenalinüberschuss greifen „zur Entspannung" oft zu Alkohol, Medikamenten oder Zigaretten. Eine missbräuchliche Verwendung dieser Substanzen kann abhängig machen. Regelmäßige körperliche Betätigung zum Abbau des Adrenalinüberschusses kann helfen, z. B. aktiver Sport, Besuch im Fitnessstudio, Joggen, anstrengende körperliche Arbeit an der frischen Luft. Stellen diese Menschen jedoch ihre intensive körperliche Betätigung ein, kann der Hang zu den Suchtmitteln wiederkehren.

Dem großartigen olympischen Schwimmer Michael Phelps wurde in jüngeren Jahren wegen ADHS Ritalin verschrieben, später wandte er sich dem Schwimmsport zu, um von dem Mittel wieder loszukommen. Beim Schwimmen verbrauchte er so viel Adrenalin, dass er das Medikament absetzen konnte. Als er jedoch nach den Olympischen Spielen in Peking 2008 seine Schwimmaktivitäten einschränkte, stieg der Adrenalinspiegel wieder und er wurde beim Rauchen von Marihuana erwischt – viele seiner Fans und seine kommerziellen Sponsoren waren enttäuscht. Weiß man jedoch um die Macht des Adrenalins, kann man leicht verstehen, dass das Ganze der Entspannung diente.

Es ergibt durchaus einen Sinn, dass Menschen, die bei ihrer Arbeit auf Adrenalin angewiesen sind – Profisportler, Führungskräfte, Polizisten, Vollzugsbeamte sowie hochgradig kreative Menschen wie Künstler und Kulturschaffende – sich in ihrer Freizeit Drogen oder Alkohol zuwenden, um sich, ich sage es nochmals, einfach nur zu entspannen. Ich vermute auch, dass viele „Anonyme Alkoholiker" Probleme mit einem Adrenalinüberschuss hatten. Auch Menschen, die täglich zwei bis drei Packungen Zigaretten rauchen, müssen dem Adrenalin in ihrem System gegensteuern. Vom Blickwinkel der Gesundheit setzen sich Raucher natürlich einer Vielzahl von schweren Krankheiten aus, zum Beispiel COPD (chronisch obstruktive Lungenerkrankung), Lungenkrebs und Herzkrankheiten. Die Vielzahl von Menschen, die Psychopharmaka einnehmen, zu viel trinken oder sich mithilfe von Marihuana entspannen, bringen sich und andere in erhebliche Gefahr, wenn sie unter dem Einfluss solcher Substanzen zum Beispiel am Steuer sitzen. Die Kosten, die dem Gesundheitssystem und der Gesellschaft insgesamt durch einen Adrenalinüberschuss entstehen, sind unkalkulierbar. Und was ist mit den Häftlingen in amerikanischen Gefängnissen? Schätzungen zufolge haben 85 Prozent der Insassen Alkohol- oder Drogenprobleme. Könnte ein Adrenalinüberschuss dazu beitragen, dass so viele ehemalige Häftlinge wieder straffällig werden?

> Die Kosten, die dem Gesundheitssystem und der Gesellschaft durch Adrenalinüberschuss entstehen, sind nicht absehbar.

Was die üblichen Methoden im Umgang mit Suchtverhalten anbelangt, so ist die Erfolgsquote von Entgiftungs- und Rehabilitationsprogrammen nicht gerade beeindruckend. Doch die Entgiftungszentren florieren. Einige der teuersten befinden sich im Süden von Kalifornien, wo ich lebe. Ich bin auf eine Reihe von ihnen zugegangen, auch auf das Betty-Ford-Zentrum in meiner Heimatstadt Rancho Mirage, musste jedoch feststellen, dass niemand Interesse an einer Methode zeigte, die an der dem Suchtverhalten ihrer Klienten zugrunde liegenden Ursache ansetzt.

Das Problem besteht darin, dass die meisten Ärzte nicht richtig einschätzen, welche Rolle Adrenalin ursächlich bei einer Sucht spielt. Senkt man den Adrenalinspiegel von Substanzabhängigen, „müssen" sie tatsächlich nicht mehr trinken oder Drogen nehmen. Wird bioidentisches Progesteron richtig angewendet, können Menschen oft allmählich von ihren Psychopharmaka loskommen und haben dabei nur geringgradige oder gar keine Entzugssymptome. Doch augenblicklich gibt es für die Verantwortlichen im Gesundheitswesen nicht genügend Anreize für eine Änderung des Status quo. Das medizinische System ist eine florierende Industrie, die mit Krankheit und Leiden astronomische Summen verdient. Daran wird sich nichts ändern, solange die Menschen nicht wütend genug sind, um ein Umdenken einzufordern.

> Senkt man den Adrenalinspiegel von Substanzabhängigen, „müssen" sie tatsächlich nicht mehr trinken oder Drogen nehmen.

Harndrang und Bettnässen

Harndrang oder, wie man auch sagt, eine „überaktive Blase", die Erfahrung, dass „man muss, wenn man muss", ist noch ein weiterer durch Adrenalin verursachter Zustand. Adrenalin erhöht die Durchblutung der Nieren, dadurch den Urinfluss und gleichzeitig den Harndrang.

Menschen, die Tag und Nacht übermäßig viel Adrenalin ausschütten, leiden oft darunter. Häufig kommt es schon auf dem Weg zur Toilette zu Harnträufeln, man bezeichnet das auch als Dranginkontinenz. In einem am 16. September 2010 im *New England Journal of Medicine* erschienenen Artikel über die zahlreichen medikamentösen und chirurgischen Ansätze bei Harninkontinenz wurde – nicht überraschend – Adrenalin als ursächlicher Faktor mit keinem Wort erwähnt.

Dranginkontinenz darf nicht mit Stressinkontinenz verwechselt werden, die hauptsächlich bei Frauen vorkommt, bei der sie die Kontrolle über die Muskeln um die Harnröhre verlieren. Unter Stress, zum Beispiel beim Husten, Niesen oder Lachen, kommt es zum Harnträufeln. Auch wenn diese Inkontinenz kein Blasenproblem ist, werden die Frauen oft mit Medikamenten zur Entspannung der Blase behandelt, die nicht nur unwirksam sind, sondern auch noch anticholinerge Nebenwirkungen (wie Mundtrockenheit, Verstopfung und Glaukombildung) haben. Oder es wird ein chirurgischer Eingriff vorgenommen, zum Beispiel ein vaginales Netz eingesetzt, von dem man weiß, dass es schwerwiegende Komplikationen verursacht. Der neueste Ansatz ist, Botox in die Blasenmuskeln zu injizieren. Eine Inkontinenz wird jedoch nicht durch einen Botox-Mangel verursacht. Botox verhindert die Inkontinenz aber so wirksam, dass manche Frauen schließlich unter dem gegenteiligen Problem leiden und drei Monate lang einen Katheter benötigen, bis die lähmende Wirkung von Botox abklingt.

Eine Stressinkontinenz kann jedoch meist in drei bis sechs Tagen durch eine intravaginale bioidentische Testosteroncreme in Verbindungen mit den Beckenbodenübungen nach Kegel vollkommen beseitigt werden. (Die Übungen wurden Ende der 1940er-Jahre von dem amerikanischen Urologen Arnold Kegel zur Behandlung von Patientinnen mit Harninkontinenz entwickelt; Anm. d. Übers.). Davon ist in meinen Büchern *Die Hormonrevolution* (erschienen bei VAK) und *The Platt Protocol for Hormone Balancing* (nur in englischer Sprache erhältlich) ausführlich die Rede.

> Die nächtliche Adrenalinfreisetzung zur Anhebung des Zuckerspiegels, um das Gehirn mit Energie zu versorgen, ist oft der Grund für den nächtlichen Toilettenbesuch.

Viele Menschen haben Probleme mit der sogenannten Nykturie, dem nächtlichen Wasserlassen; manche müssen drei- oder viermal aufstehen. Oft werden dafür eine zu hohe Flüssigkeitsaufnahme, Prostata- oder Herzprobleme oder eine „Pennäler-Blase" verantwortlich gemacht. Jedoch ist sehr oft die nächtliche Adrenalinfreisetzung zur Anhebung des Zuckerspiegels für die Energieversorgung des Gehirns der Grund dafür.

Ein Kind, das Probleme mit Enuresis (Bettnässen) hat, ist fast immer von ADHS betroffen. Ein Kinderurologe vertraute mir an, dass die Korrelation zwischen Bettnässen und ADHS in diesem Bereich weithin anerkannt ist. Ich habe beobachtet, dass Bettnässen fast ausschließlich bei Kindern vorzukommen scheint, deren ADHS eine Komponente der kreativen Form (rechtshirnig) aufweist. Das ist nicht überraschend, da die rechte Gehirnhälfte auch nachts aktiver ist, also wird mehr Adrenalin ausgeschüttet, das wiederum zu Harndrang führt.

> Bettnässen scheint fast ausschließlich bei Kindern vorzukommen, deren ADHS eine Komponente der kreativen Form (d. h. rechtshirnig) aufweist.

Besagter Kinderurologe erzählte mir auch, dass Bettnässen bei Kindern primär mit Vasopressin behandelt wird, einem starken antidiuretischen Hormon. Ich wunderte mich über diese Zulassung. Es ist der FDA jedoch zugutezuhalten, dass sie die Gefahren dieses Medikaments bei Kindern erkannt und seine Anwendung inzwischen verboten hat. Damit stellt sich allerdings die Frage: Welche Präparate werden wohl jetzt verschrieben?

Auch auf die Gefahr hin mich zu wiederholen: Meiner Ansicht nach haben all diese Probleme mit Adrenalin zu tun. Kinder mit einem Adrenalinüberschuss können von Bettnässen betroffen sein, und Erwachsene mit einem Adrenalinüberschuss müssen nachts zur Toilette gehen. Senkt man bei den Betroffenen den Adrenalinspiegel, kann das zu dramatischen Besserungen führen.

So zeigt sich eine Adrenalindominanz: Fallberichte

Ein Adrenalinüberschuss verursacht nur selten ein einziges Problem, sondern manifestiert sich eher in einem ganzen Symptomreigen. Die jeweilige Palette von Beschwerden ist tendenziell individuell unterschiedlich und im Allgemeinen können die Anzahl und die Schwere der Beschwerden im Laufe der Jahre zunehmen. Somit können die folgenden Eckpunkte herausgearbeitet werden:
1. Die Auswirkungen eines Adrenalinüberschusses beginnen häufig in der Kindheit und schreiten im Erwachsenenalter fort.
2. Ein Betroffener leidet oft unter einer Mischform von „positiven", „negativen" und „hässlichen" Auswirkungen des Adrenalins.

3. Jeder Mensch reagiert anders auf einen Adrenalinüberschuss.
4. Jeder Mensch empfindet durch eine Senkung des Adrenalinspiegels dieselbe enorme Erleichterung.

Diese Punkte schlagen sich in den nachfolgenden zwei Zuschriften von Patientinnen nieder.

Ich habe festgestellt, dass ein Adrenalinüberschuss nahezu immer mit einem niedrigen Progesteronspiegel einhergeht. Ein niedriger Progesteronspiegel ist für die im ersten Brief beschriebenen Menstruationskrämpfe verantwortlich. Ich habe den Verdacht, dass sich bei dieser Frau ein durch eine Schilddrüsenunterfunktion verschlechtertes Reizdarmsyndrom als schwere Verstopfung manifestiert hat. Die geradezu wundersame Veränderung in ihrem Verhalten und ihren Gefühlen, die die Patientin beschreibt, kann nur auf eine Senkung ihres Adrenalinspiegels zurückzuführen sein.

Erfahrungsbericht

In der vergangenen Woche kam es mir vor, als würde ich aus einem Leben in schwarz-weiß nun jeden Morgen [in einem Leben] in Farbe erwachen. [...]. Die grauen Schatten verschwinden mit jedem Tag mehr und werden durch strahlende Farben ersetzt. Ich kann es nicht besser beschreiben. Heute ist der Tag, an dem ich meine Medikamente (Lamictal [Antiepileptikum und Antidepressivum] und Seroquel [Psychopharmakum]) zum letzten Mal nehme. Gott sei Dank! Ich wachte heute auf und mir war klar, dass etwas Großes passiert, das ich am besten schriftlich festhalten sollte!

Ich bin jetzt überzeugt davon, dass der Grund für meine turbulente Kindheit Hormonschwankungen waren. Die Erinnerungen, die ich an meine Kindheit habe (und das sind nicht viele), und die direkt zu meinen heutigen Problemen beitragen, aber nicht darauf beschränkt sind, sind folgende: Mein ganzes Leben lang litt ich unter Verstopfung mit Stuhlgang alle sieben bis zehn Tage, manchmal auch in noch größeren Abständen. Schreckliche Krämpfe und Blutklumpen belasteten mich während der Menstruation. Ich war nicht in der Lage mich zu konzentrieren oder zu entspannen und „ich selbst" zu sein, auch nicht, wenn ich alleine war. Ich war geplagt von Nervosität, Selbstzweifeln und vielem mehr.

Und so wurde aus meinen heutigen Tagebucheintrag dann diese E-Mail: Heute ist Montag, der 3. November 2009. Ich erwachte nach einer äußerst erholsamen Nacht, ohne Schmerzen, energiegeladen, munter, mit einem klaren Kopf, voller Leichtigkeit, ruhig, begeistert (und ich bin sicher, es gibt noch mehr Adjektive, die sich hier anwenden ließen) – zum allerersten Mal in meinem ganzen Leben, soweit ich mich erinnern kann. Ich weiß, dass Dr. Platt sagte, das würde passieren, doch ich verließ die Praxis mit einem mulmigen Gefühl – vielleicht würde „ich" doch recht haben und „Dr. Platt" läge in meinem Fall falsch. (Schließlich saß ich während des Gesprächs wie betäubt da, in meinem lethargischen, „toxischen" Zustand, und hörte die Worte, die jedoch an meinem Kopf „abprallten"). Ich war ganz sicher, dass es bei mir nicht so sein würde. Ich wusste ja nicht einmal, welche guten „Gefühle" ich erwarten konnte oder wie ich sie erkennen sollte, falls sie plötzlich „über mich kämen"! Ich fragte mich tatsächlich: „Wie werde ich wissen, dass ich mich besser fühle?" Ich wusste gar nicht, wie schrecklich ich mich fühlte. Ich wusste es einfach nicht ... und der Tagebucheintrag geht weiter.

Ich habe sehr gute Gründe, ein Tagebuch zu führen. Ich wollte immer wieder nachlesen können, wie schlecht es mir einmal ging, damit ich es nie mehr vergessen würde. Unser Gehirn ist darauf ausgelegt, schlimme Schmerzen aus dem Gedächtnis zu streichen, doch an diese schlimmen Schmerzen muss ich mich immer erinnern, aus sicherer Entfernung, von einem sicheren Platz aus – wie von einen Orientierungspunkt.

Ursprünglich kam ich zu Ihnen wegen schwerer Verstopfung und Inkontinenz sowie starkem Haarausfall, wie meine Mutter ihn hatte. Die bemerkenswerte Besserung, die ich nach einer knappen Woche erlebt habe, gibt mir die Hoffnung, dass mein Haar ein paar Jahre länger durchhalten wird als das meiner Mutter.

In großer Wertschätzung
Patientin K. B., 3. November 2009

Die Patientin, die den folgenden Brief schrieb, hat fünf Spezialisten unterschiedlicher Fachrichtungen in einer renommierten Klinik konsultiert, die sie gründlich untersuchten. Obwohl sie Lupus erythematodes als eine ihrer Diagnosen ausgeschlossen hatten, kam nicht einer von ihnen auf die Idee, dass die Patientin manche der neun Medikamente ausschleichen könnte – nicht einmal die, die ihr für Lupus verschrieben worden waren.

Im Allgemeinen setzen Ärzte ein Medikament, das ein Kollege verschrieben hat, nur sehr zögerlich ab. Das ist einer der Gründe dafür, warum in der Schulmedizin so selten Patienten geheilt werden.

Erfahrungsbericht

Sehr geehrter Herr Dr. Platt,
ich schreibe Ihnen, um meine tiefe Dankbarkeit und Wertschätzung für all das auszudrücken, was Sie für mich getan haben, damit ich meinem Leben eine grundlegend neue Wendung geben konnte. Als ich vor etwa drei Monaten zum ersten Mal als Patientin zu Ihnen kam, hatte ich gerade einen Untersuchungsmarathon bei fünf Ärzten in einer renommierten Klinik hinter mich gebracht, die umfassende diagnostische Tests auf Fibromyalgie, systemischen Lupus erythematodes und verschiedene andere gesundheitliche Probleme veranlassten: interstitielle Zystitis, Reizdarmsyndrom, periphere Neuropathie, Schlafstörungen, Angstzustände, Depressionen und das chronische Müdigkeitssyndrom. Ich war vollkommen fix und fertig!
Zum Glück wurde dort festgestellt, das ich nicht an Lupus erythematodes leide, was eine Fehldiagnose meines Rheumatologen in Hawaii war, der mir alles Mögliche gegen meine Schmerzen und Entzündungen und zur Unterdrückung des Immunsystems verschrieb. Als ich im vergangenen August zu Ihnen kam, nahm ich nicht nur diese Medikamente ein, sondern auch noch zahlreiche andere, die mir ebenfalls von verschiedenen Ärzten verschrieben worden waren. Ich kam kaum noch aus dem Bett! Ich hatte das Gefühl, dass es mit meiner Gesundheit bergab ging und mir nichts anderes übrig blieb, als mich um einen alternativen Behandlungsansatz bei einem der angesehensten Fachleute auf diesem Gebiet zu bemühen. Deshalb habe ich mich für Sie entschieden. Und so überraschte es mich nicht, dass mir bei unserem ersten Termin klar wurde, dass mich all diese Medikamente mit ihren jeweiligen Nebenwirkungen im Grunde genommen vergifteten und meinen Zustand verschlechterten.
Als Sie mich baten, die Medikamente nach und nach auszuschleichen, mit der Anwendung bioidentischer Hormone zu beginnen und meine Ernährung umzustellen sowie Nahrungsergänzungsmittel einzunehmen, die auf meine speziellen Bedürfnisse zugeschnitten waren, willigte ich ein – nicht nur, weil ich unbedingt wollte, dass es mir besser ging und buchstäblich das Gefühl hatte, es gehe mit mir zu Ende –, sondern weil Sie sich bei unserem ersten Termin so viel Zeit genommen haben, um mir

die biochemischen Mechanismen in meinem Körper zu erklären, die zum Beispiel die Fibromyalgie und ähnliche Störungen auslösten. Sie haben mir geholfen, meinen Körper aus ganzheitlicher Sicht zu verstehen, und mich daher für eine Behandlung zu öffnen, die natürlich und nicht chemisch war, und die die Selbstheilungskräfte meines Körpers sogar unterstützen würde. Ihre Ernährungsberatung half mir ganz enorm, mich an gesünderes Essen zu gewöhnen, das meinen Heilungsprozess gefördert hat und sich weiterhin auf mein gesamtes Wohlbefinden auswirkt.
Wie Sie sich vorstellen können, freut es mich sehr, Ihnen mitzuteilen, dass Ihre Methode funktioniert hat! Seit ich die Medikamente vor ungefähr drei Monaten abgesetzt habe, die bioidentischen Hormone anwende und meine Ernährung umgestellt habe sowie die Nahrungsergänzungsmittel nehme, hat sich mein ganzes Leben verändert. Ich habe wirklich das Gefühl, dass unser erstes Zusammentreffen und die nachfolgenden Gespräche sowie Ihre Buchempfehlungen mich richtiggehend wachgerüttelt und mir sogar das Leben gerettet haben! Bevor ich zum ersten Mal zu Ihnen kam, verursachten die Nebenwirkungen der Medikamente dauerhaft grippeähnliche Symptome. Ich war dabei, die Hoffnung zu verlieren, dass ich jemals eine Chance haben würde, wieder ein normales, gesundes Leben zu führen. Ich sah mich an, ein ehemaliges Model, und es schien mir, als könnte ich mir beim Altern zuschauen ... Aber jetzt, nach nur drei Monaten, haben nicht nur mein Leben und meine Gesundheit eine Wendung genommen, ich fühle mich dynamischer und lebendiger als seit Jahren und sehe auch so aus! Meine Energie ist zurückgekehrt und ist besser als je zuvor, und sowohl die Familie als auch Freunde, die ich seit Jahren nicht gesehen habe, fragen mich immer wieder: „Was ist passiert?" und „Was hast du gemacht?" Sie sagen mir ständig, dass ich „jünger aussehe", was mir natürlich sehr gefällt!
Ich bin so glücklich, dass ich mich zu dem Schritt entschlossen und Sie aufgesucht habe, und dass ich mich von Ihnen überzeugen ließ, „über den Tellerrand hinauszuschauen" (meine Worte, nicht Ihre, doch ich finde sie passend)! Da ich aus einer Familie von Ärzten und medizinischen Fachleuten stamme, war das für mich ein großer Schritt; doch ich möchte Ihnen nochmals danken, dass Sie Ihren Patienten Tag für Tag Ihre Zeit, Ihr Mitgefühl und Ihr Engagement widmen. Ich wünschte mir nur, mehr Ärzte würden nach Ihrer Methode verfahren und nicht nur die Symptome, sondern die zugrunde liegende Ursache behandeln und heilen. Als Ihre Patientin bin ich ein lebender Beweis dafür, dass Ihr Ansatz nicht nur funktioniert, sondern tief greifend erfolgreich ist!

Alle genannten Erkrankungen – die Depressionen, die Fibromyalgie, die interstitielle Zystitis, die Stressinkontinenz, die Schlafstörungen, die Angstzustände und das Reizdarmsyndrom – sie sind verschwunden. Ich bin so überzeugt von Ihrer Methode, dass ich bereits viele Freunde, Familienmitglieder und sogar Klienten aus aller Welt, die dringend einen alternativen und natürlichen, ganzheitlichen Ansatz benötigen anstelle der schulmedizinischen Medikamenten- und Symptombehandlung (die bei ihnen auch nicht funktionieren!), an Sie verwiesen habe und das auch weiterhin tun werde. Ich betrachte es als große Ehre und als Privileg, dies tun zu können, denn Sie haben mir geholfen, mein Leben zurückzubekommen und dafür bin ich Ihnen ewig zu Dank verpflichtet!

Patientin C. R., 16. November 2009

KAPITEL 6

Adrenalinüberschuss: Die hässliche Seite

Als „hässliche" Seite des Adrenalinüberschusses bezeichne ich seine verheerenden Auswirkungen. Dabei handelt es sich um die Krankheiten, die sich, so glaube ich, am einschneidendsten auf die Lebensqualität eines Menschen auswirken. Sie gelten wie die bereits besprochenen im Allgemeinen als unheilbar. Dennoch kann jede von ihnen „geheilt" werden, wenn man sich um ihre Grundursache kümmert, die ausnahmslos mit einem zu hohen Adrenalinspiegel zu tun hat.

Einem Patienten zu helfen, damit er wieder gesund wird, ist eine Kunst. Das beginnt mit den Grundkenntnissen über Hormone, da sie jedes System im Körper steuern. Doch dazu gehört auch, dass man dem Patienten zuhört. Neunzig Prozent einer Diagnose sollten darauf beruhen, was er zu sagen hat.

> Einem Patienten zu helfen, damit er wieder gesund wird, ist eine Kunst.
> Das beginnt mit den Grundkenntnissen über Hormone,
> da sie jedes System im Körper steuern. Doch dazu gehört auch,
> dass man dem Patienten zuhört.

Fibromyalgie

Aus klinischer Sicht hat die Fibromyalgie eine ziemlich wenig beeindruckende Geschichte. Lange Zeit zweifelte die Hälfte der amerikanischen Ärzteschaft sogar an der Existenz dieser Krankheit; die andere

Hälfte zwar nicht, doch mitunter vergingen auch einmal 20 Jahre bis zur Diagnose und selbst dann blieb den Ärzten nur zu sagen: „Wir können nichts dagegen tun".

Obwohl Fibromyalgie schulmedizinisch als unheilbar gilt, ist sie oft in einem Zeitraum zwischen drei Tagen und drei Wochen zu beseitigen, wenn man den Adrenalinspiegel des Patienten senkt. Die meisten Fibromyalgiepatienten haben auch noch weitere durch Adrenalin bedingte Probleme. Diese können im gleichen Zug aus der Welt geschafft werden.

Obwohl Millionen von Menschen unterschiedlich stark unter dieser Krankheit leiden und in großem Stil Ätiologieforschung betrieben wurde, ist die moderne Medizin noch nicht in der Lage, ihre Ursache genau festzustellen, wenngleich es mehrere Theorien dazu gibt. Die neueste besagt, dass die Fibromyalgie neurogenen Ursprungs ist und mit einer Verstärkung von Schmerzsignalen zu tun hat. Forscher haben Störungen in den Neurotransmittermengen festgestellt, die entweder die Schmerzwahrnehmung fördern oder verhindern – das legt natürlich nahe, dass entsprechende Medikamente Abhilfe schaffen können, die dort ansetzen. (Auffallend ist, dass die Forscher bei einer Reihe von chronischen Schmerzzuständen, zum Beispiel beim Reizdarmsyndrom, beim TMG-Syndrom (Kiefergelenkerkrankung) und der interstitiellen Zystitis, die alle in diesem Buch besprochen werden, ähnliche Befunde erhoben haben.) In der (amerikanischen) Fernsehwerbung für das Medikament Lyrica (in Deutschland seit 2004 unter anderem zur Behandlung von neuropathischen Schmerzen zugelassen; Anm. d. Übers.), wird zum Beispiel behauptet, dass Fibromyalgie durch die Stimulierung von überaktivem Nervengewebe verursacht wird. Das ist ein klassisches Beispiel für die Einflussnahme der Pharmakonzerne auf die Ausübung von Medizin.

Eines der Probleme mit der evidenzbasierten – also der auf Nachweisen beruhenden – Medizin besteht darin, dass man nie weiß, was wirklich stimmt. Viele der Studien werden von Pharmakonzernen bezahlt, und es ist hinreichend bekannt, dass die Forscher und ihre Ergebnisse häufig durch die finanzielle Unterstützung beeinflusst werden. Daher ist mir eine auf Beobachtungen beruhende Medizin wesentlich sympathischer. Wenn ein Arzt, der Patienten nach einer bestimmten Methode behandelt, das Ergebnis in fast allen Fällen richtig vorhersagen kann, erscheint es mir logisch, dass damit die Kriterien der evidenzbasierten Medizin erfüllt sein sollten. Insofern sollte die Tatsache, dass ich die überwiegende Mehrzahl meiner Patienten von ihrer Fibromyalgie befreien konnte, meiner Methode Glaubwürdigkeit verleihen.

> Wenn ein Arzt, der Patienten nach einer bestimmten Methode behandelt, das Ergebnis in fast allen Fällen richtig vorhersagen kann, sollten damit die Kriterien der evidenzbasierten Medizin erfüllt sein.

Die beiden Leitsymptome der Fibromyalgie sind Schmerzen und Müdigkeit. Meine Meinung nach sind die Schmerzen der Bildung von Milchsäure in Muskeln und Sehnenscheiden geschuldet. Sie ähneln dem „Muskelbrennen" von Sportlern nach intensivem Training, das durch Milchsäure verursacht wird. Der Unterschied zwischen „Muskelbrennen" und Fibromyalgie besteht darin, dass sich die Muskeln von Sportlern nach dem Sport meist entspannen, da sie eine Menge Adrenalin verbraucht haben. Dadurch wird die überschüssige Milchsäure mit dem Blutstrom ausgeschwemmt und so der Schmerz beseitigt. Doch Menschen, die an Fibromyalgie leiden, können sich oft nur schwer entspannen. Die Spannung in ihren Muskeln bleibt bestehen, dadurch werden die Venolen (kleinen Venen) des Blutkreislaufsystems und die kleinen Gefäße des Lymphsystems, die normalerweise beide die Milchsäure aus den Muskeln abtransportieren, komprimiert. Infolgedessen verbleibt die Säure in den Muskeln und Sehnenscheiden und die Schmerzen halten an.

Diese konstante Muskelspannung, die auch nachts anhält, führt zu Müdigkeit, zeitweise sogar zu schwerer Müdigkeit. Patienten wachen oft mit Kreuzschmerzen, Rückenschmerzen oder einseitigen Hüftschmerzen auf. Sie spannen nachts eventuell auch den Kiefer an und dadurch kommt es zu einer Funktionsstörung im Kiefergelenk oder sie knirschen mit den Zähnen. Die ständige Muskelspannung verbraucht die Nährstoffe, die die Muskelfunktion unterstützen (ATP,

Coenzym Q10, Carnitin, Magnesium usw.), daher erholen sich bestimmte Muskelgruppen unter Umständen auch nur sehr langsam.

Es ist nicht schwierig, eine Fibromyalgie zu diagnostizieren und doch wird sie oft nicht erkannt. Man hat 18 Druckpunkte am Körper gefunden, die bei Fibromyalgiepatienten Schmerzen auslösen, wenn man sie aktiviert. Es ist nicht ungewöhnlich, dass Ärzte Fibromyalgie fälschlicherweise für eine Autoimmunerkrankung halten oder den Patienten zum Rheumatologen schicken, weil sie glauben, es handle sich um eine entzündliche Krankheit (was ebenfalls nicht stimmt). Wegen der damit verbundenen Müdigkeit wird bei Fibromyalgiepatienten auch oft ein chronisches Müdigkeitssyndrom (CFS) diagnostiziert. CFS ist jedoch eher viralen Ursprungs und geht mit leichtem Fieber und geschwollenen Lymphdrüsen einher. Natürlich können manche Menschen auch beide Krankheiten (gleichzeitig) haben.

Es gibt keine Labortests, mit deren Hilfe sich eine Fibromyalgie direkt diagnostizieren lässt, doch mehrere, mit denen andere Krankheiten ausgeschlossen werden können. Zum Beispiel sollten das c-reaktive Protein und die Blutsenkung, die bei entzündlichen Erkrankungen erhöht sind, bei einer Fibromyalgie im Normbereich sein. Auch der antinukleäre Antikörper-Test (ANA), ein Suchtest auf Autoimmunerkrankungen wie Lupus erythematodes, sollte unauffällig sein.

Es gibt jedoch eine Untersuchung, um Fibromyalgie indirekt nachzuweisen. Das ist der Test auf Plasmacortisol am Morgen, der einen erhöhten Adrenalinspiegel anzeigen kann. Den „normalen" Standardwert (bis zu 19,4 µg/dl) halte ich bei diesem Test für irreführend; ich glaube vielmehr, dass jeder Wert, der über 11,5 µg/dl liegt, ein Hinweis auf eine Adrenalinüberproduktion ist. Das Problem ist, dass die normalen Referenzbereiche vieler Laborwerte ursprünglich aus den Blutwerten von Medizinstudenten erstellt wurden. Da Adrenalin die Intelligenz steigert und Medizinstudenten tendenziell intelligent sind, war ihr morgendlicher Cortisolwert wohl relativ hoch.

Meiner Ansicht nach gibt es zwei Hauptursachen für Fibromyalgie. Die weniger bekannte hängt mit einer Verschiebung des ersten Halswirbels (C1), des Atlas, zusammen. Der Atlas sitzt auf der

Halswirbelsäule, er trägt den Schädel und durch eine Öffnung in diesem Wirbel ziehen Nerven zum Gehirn. Bei einer Nackenverletzung, zum Beispiel einem Schleudertrauma oder einem Sturz vom Pferd oder Fahrrad, ist eine Atlas-Verschiebung nicht selten. Sie kann zu einer Reizung der durchziehenden Nerven und dadurch zu Kopfschmerzen, Nackenschmerzen sowie Schmerzen im oberen Schulterbereich oder im Arm führen. Diese Schmerzen können wiederum eine Muskelanspannung und die Bildung von Milchsäure verursachen, die den Schmerz weiter verschlimmern.

Es ist wichtig, eine Atlas-Verschiebung als Ursache von Fibromyalgie in Betracht zu ziehen, denn sie wird am besten – manuell oder mithilfe eines Aktivators, eines chiropraktischen Geräts –, von einem speziell dafür ausgebildeten Chiropraktiker behandelt. (Erkundigen Sie sich bei Ihrem Arzt oder suchen Sie im Internet nach entsprechend geschulten Behandlern in Ihrer Umgebung.) Alternativ kann ein auf solche Fälle spezialisierter Kieferorthopäde mit einer Funktionsschiene dafür sorgen, dass der Atlas wieder an die richtige Stelle rückt.

Die wesentlich häufigere Ursache einer Fibromyalgie ist meiner Ansicht nach jedoch eine nach innen gerichtete Wut in Verbindung mit einem Adrenalinüberschuss. Adrenalin, das als Kampf-oder-Flucht-Hormon bekannt ist, sollte auch als „Wut-Hormon" bezeichnet werden. Die Wut, zu der es durch dieses starke Hormon kommen kann, ist ein intensives Gefühl, das zu einer permanenten Muskelanspannung mit Schmerzen und Müdigkeit führen kann, wenn es unterdrückt wird. Da sich die Wut nach innen schlägt, ist Fibromyalgie-Patienten eventuell gar nicht bewusst, dass sie überhaupt Probleme dieser Art haben. Interessanterweise werden sie gelegentlich wütend, wenn ihnen jemand solche Probleme unterstellt.

Die ständige unterschwellige Wut kann zu einer Dauerspannung in den Muskeln führen, die das Blut nicht mehr frei fließen lässt, sodass die gebildete Milchsäure nicht abtransportiert werden kann. Beseitigt man die Ursache der Wut, verschwindet in den meisten Fällen auch die Fibromyalgie, wie aus zwei Fallgeschichten meiner Patientinnen ersichtlich wird. Sie erinnern mich an eines meiner Lieblingszitate von Wayne Dyer: „Jeder Augenblick Ihres Lebens, in dem Sie über das Verhalten eines anderen Menschen verärgert, verzweifelt, voller Kummer, wütend oder verletzt sind, ist einer, in dem Sie die Kontrolle über Ihr Leben abgegeben haben."

> Die wesentlich häufigere Ursache von Fibromyalgie ist eine nach innen gerichtete Wut in Verbindung mit einem Adrenalinüberschuss.

Eine 52-jährige Frau mit schwerer Fibromyalgie kam in meine Praxis. Als ich sie zum Thema Wut befragte, sagte sie, der einzige, der ihr zu Ärger Anlass gebe, sei ihr fünf Monate alter Welpe, den sie mit in die Praxis gebracht hatte. Sie sei eben eine Perfektionistin, sagte sie, und der Hund pinkle immer auf den Teppich. Sie erlaubte ihm nicht, in ihrem Bett zu schlafen, weil sie Angst hatte, dass er das dort auch machen würde. Und ihre Tochter konnte sie auch nicht besuchen, denn die hatte selbst zwei große Hunde. Mit anderen Worten, der junge Hund hatte ihr Leben fest im Griff. Da sie von ihrem Naturell her gar nicht für das Leben mit einem Hund geeignet war, schlug ich vor, ihn wegzugeben. Als sie das hörte, überließ sie den Welpen einer meiner Praxisangestellten. Als sie zwei Tage später noch einmal vorbeikam, um einige Sachen des Hundes zu bringen, sagte sie: „Ich kann gar nicht glauben, wie viel besser es mir geht."

Eine 38-jährige Frau kam mit einer schweren Fibromyalgie in die Praxis, bei der ich diese Diagnose bereits sechs Jahre zuvor gestellt hatte. Damals machten wir als Quelle ihrer Wut ihren Mann aus, der sie misshandelte. Da ich eine Krankheit immer von der Ursache her behandle, empfahl ich ihr, die Beziehung zu lösen. Nun war sie also wieder da, sechs Jahre später, hatte immer noch eine schwere Fibromyalgie und immer noch denselben Ehemann, der sie immer noch misshandelte. Ich schlug ihr also wieder vor, eine Trennung in Betracht zu ziehen, da er sein Verhalten ganz eindeutig nicht ändern würde. Eine Woche später kam sie wieder – fröhlich lachend und lächelnd. Ihre Fibromyalgie war vollkommen verschwunden. Sie hatte ihren Mann verlassen.

Diese beiden Fälle sind bezeichnend für eine Art der Fibromyalgie die man als „reaktiv" bezeichnen könnte und die mit einer „reaktiven Depression" vergleichbar ist. Ich vermute jedoch, die klinisch relevanteste Form ist die nach innen gerichtete Wut aufgrund eines Adrenalinüberschusses. Menschen mit dieser Art von Fibromyalgie können auch unter anderen Problemen durch überschüssiges Adrenalin leiden, zum Beispiel Depressionen, Schlafstörungen oder das Reizdarmsyndrom. Das führt schließlich dazu, dass sie eine Vielzahl von Medikamenten einnehmen, die ihr Krankheitsgefühl weiter verstärken, denn es kommt daraufhin zu Gewichtszunahme, Impotenz, Verwirrtheit, verstärkter Müdigkeit und anderen Symptomen.

Zum Beispiel suchte mich ein Pastor auf, der gegen seine schwere Fibromyalgie, gegen die Depressionen und Schlafprobleme 15 verschiedene Medikamente einnahm. Seine Gemeinde dachte schon, er sei an Alzheimer erkrankt, denn seine Sprache war verwaschen und er erweckte den Eindruck, dement zu sein – doch das waren in Wirklichkeit nur die Nebenwirkungen der Medikamente. Ich half ihm, sie rasch abzusetzen, und behandelte auch die zugrunde liegende Ursache, den Adrenalinüberschuss. Seine Fibromyalgie, die Depressionen, die verwaschene Sprache, seine geistige Beeinträchtigung und die Schlafstörungen verschwanden. Seine Gemeinde glaubte, ein Wunder sei geschehen. Als er das nächste Mal in meine Praxis kam, schimpfte ich mit ihm: „Ist Ihnen klar, dass Jesus nun die ganzen Lorbeeren für das erntet, was ich für Sie getan habe?" Er sah mich an und antwortete: „Jesus hat mich zu Ihnen geschickt". Ein Pastor mit Leib und Seele eben.

Unter meinen Patienten waren schon viele Pastoren. Sie alle hatten die Symptome der kreativen Form von ADHS, die mit Intelligenz und gesteigerter Kreativität einhergeht. Die Patientin, die folgenden Brief schrieb, stellte fest, dass ihre Fibromyalgie drei Tage nach ihrem ersten Besuch verschwunden war. Als ich sie fragte, wie es zu dieser schnellen Besserung gekommen sei, antwortete sie, sobald sie die Ursache erkannt habe, habe sie Schritte unternehmen können, um sie zu beseitigen.

Patientin C. C.

Ich suchte Dr. Platt zum ersten Mal vor sieben Jahren auf, das war im Juni 2003. Ich litt an Fibromyalgie und dem chronischen Müdigkeitssyndrom. Ich hatte schon viele Ärzte konsultiert, doch keiner konnte mir helfen. Mein letzter Arzt brauchte fünf Jahre, bis er herausfand, was mir fehlte und alles, was ihm dazu einfiel, war, mir Medikamente zu verschreiben, die die Probleme verschleierten. Ich war damals fünf oder sechs Wochen arbeitsunfähig.

Ich ging zu Dr. Platt, der sich die Zeit nahm, mit mir zu sprechen und mir zu erklären, dass ich nicht verrückt war. Ich machte alles, worum er mich bat. Schon nach wenigen Tagen hatte ich mehr Energie, der Nebel in meinem Kopf lichtete sich und ich hatte keine Schmerzen mehr. In den letzten sieben Jahren habe ich bei der Arbeit keinen einzigen Tag gefehlt, und es ist mir nie besser gegangen. Dr. Platt hat mir mein Leben wiedergegeben, und dafür werde ich ihm ewig dankbar sein.

Der folgende Brief zeigt, wie wichtig es für Patienten ist, dass sie verstehen, warum es ihnen nicht gut geht. Das gehört sogar zum Heilungsprozess.

Patient L. C.

An meinen Besuch bei Ihnen erinnere ich mich noch lebhaft. Im Laufe meiner 64 Jahre bin ich bei vielen Ärzten, Osteopathen und Chiropraktikern gewesen und möchte Ihnen sagen, dass ich mich bei Ihnen am besten aufgehoben fühle.

Wie Sie wissen, litt ich an sehr schlimmer Fibromyalgie. Mein Energiepegel war im Keller. Das Programm, das sie mir verordneten, hat Wunder bewirkt. Meine Fibromyalgieschmerzen am ganzen Körper sind weg. Ich schlafe zwei Stunden nach dem Frühstück und dem Mittagessen nicht mehr ein. Ich schlafe jede Nacht sogar mindestens sieben Stunden – und zwar ohne fünfmal aufzustehen und zur Toilette zu gehen. Meine Energie ist sprunghaft angestiegen!

Ich bin jetzt wieder ich selbst – bin jeden Tag mit vielen Dingen beschäftigt, gehe spazieren und trainiere am Trampolin. Vorher saß ich hauptsächlich auf der Couch und hatte keine Energie oder Motivation, um irgendwas zu tun. Ich litt unter plötzlich einsetzender Kraftlosigkeit und dachte, dass dies vielleicht Diabetes sein könnte. Zu wissen, dass mein Hormonproblem sich mit natürlichen Medikamenten regulieren lässt und dass ich nicht an einer Krankheit leide, gibt mir das gute Gefühl, mein Leben wieder leben zu können.

Bitte hören Sie nicht auf, dafür zu kämpfen, dass Patienten wieder zu gesunden Menschen werden. Ich kann gar nicht oft genug sagen, wie dankbar ich für Ihre Arbeit bin. Und ich danke Ihnen dafür, dass Sie allen Widerständen zum Trotz nicht aufgegeben haben, Menschen ihr Leben zurückzugeben.

Mit freundlichen Grüßen
Dr. phil. L. C.

Chronische interstitielle Zystitis

Schätzungen zufolge leiden 750 000 bis 1 Million Frauen in den Vereinigten Staaten an einer sogenannten chronischen interstitiellen Zystitis. Sie manifestiert sich oft in täglichen, rund um die Uhr anhaltenden schweren Blasenschmerzen mit einem unangenehmen Brennen beim Wasserlassen. Wie bei so vielen anderen in diesem Buch besprochenen Krankheiten ist dafür keine Ursache und infolgedessen auch keine Heilung bekannt. Am häufigsten wird mit dem Medikament Elmiron (Natrium-Pentosanpolysulfat, SP54) behandelt, das den meisten Benutzerinnen wenig oder gar nicht hilft.

Ich betrachte die chronische interstitielle Zystitis als weitere Manifestation einer Adrenalindominanz. Wie wir im letzten Kapitel gesehen haben, kann ein Adrenalinüberschuss nicht nur dazu führen, dass es zu Harndrang kommt, sondern auch, dass dieser Drang häufig auftritt. Manche Frauen – die vielleicht Lehrerinnen sind oder als Kassiererinnen arbeiten –, können sich jedoch den Luxus nicht erlauben, etwa alle 20 Minuten eine Toilette aufzusuchen. Also spannen sie die Blasenmuskeln an und versuchen so, sich den Toilettengang zu verkneifen. Jede längere Muskelanspannung kann zur Bildung von Milchsäure führen. Und diese kann wiederum Schmerzen und Brennen beim Wasserlassen verursachen.

Aufgrund der Rolle, die die Milchsäurebildung bei der chronischen interstitiellen Zystitis spielt, bezeichne ich diese Krankheit auch als „Fibromyalgie der Blase". Es überrascht nicht, dass sie oft mit einer Fibromyalgie an anderen Körperstellen einhergeht.

Patientinnen, die man von diesem Leiden befreit, sind äußerst dankbar. Eine meiner Patientinnen ist bei Ärzten in aller Welt gewesen. Zwei Wochen nach ihrem Besuch bei mir, bedankte sie sich mit einer Karte und nannte mich ihren „Wunderdoktor". Es erübrigt sich zu sagen, dass die Behandlung einfach in der Senkung ihres Adrenalinspiegels bestand.

> Aufgrund der Rolle, die die Milchsäurebildung bei der chronischen interstitiellen Zystitis spielt, bezeichne ich diese Krankheit als „Fibromyalgie der Blase".

Der Versuch, Menschen entsprechend zu schulen, die aufgrund ihrer Position einen anderen Weg in der Therapie dieses Leidens vorgeben könnten, hat sich als frustrierend erwiesen. Ich wandte mich beispielsweise an die *Interstitial Cystitis Association* und bot an, einen Artikel über meine Behandlungsweise für ihren Newsletter zu schreiben, doch es bestand kein Interesse. Vielleicht wollte man dort nicht begreifen, dass es für diese verheerende Krankheit eine relativ einfache Lösung geben könnte.

Aggressives Fahrverhalten

Ich habe das aggressive Fahrverhalten der „hässlichen" Kategorie zugeordnet, weil es potenziell tödlich ist, insbesondere, wenn zwei Menschen dieses Kalibers aufeinandertreffen. Sie bedrängen andere Fahrzeuge oft durch zu dichtes Auffahren, sie neigen zur Raserei, schneiden beim Spurwechsel und sie bringen andere Fahrer ganz sicher gegen sich auf – vor allem solche, die selbst Straßenrowdys sind. Man braucht nicht viel Fantasie, um zu sehen, dass diese Menschen einen erheblichen Adrenalinüberschuss haben. Häufig landen sie in Antiaggressionstrainingskursen, obwohl sie nicht viel bringen, weil das Problem nicht von der eigentlichen Ursache her angepackt wird.

Rowdytum im Straßenverkehr kann ernste Konsequenzen haben. Ein Arzt aus Los Angeles mit einem Adrenalinüberschuss, zum Beispiel, wurde in einen solchen Unfall mit zwei Radfahrern verwickelt, die ebenfalls einen Adrenalinüberschuss hatten. Der Arzt wurde zu fünf Jahren Gefängnis verurteilt, die beiden Radfahrer kamen ins Krankenhaus. Einer von ihnen wird nie mehr mit einem Rad fahren können.

Wer zur Gewalt im Straßenverkehr neigt, sollte sich darüber im Klaren sein, dass sein Fahrstil von Gesetzeshütern überwacht wird, die meist selbst einen zu hohen Adrenalinspiegel haben. Hält ein Polizist einen Wagen an und sagt dem Fahrer, dass er aussteigen und sich auf den Boden legen soll, dann rate ich dazu, auch genau das zu tun. Man erinnere sich nur daran, was 1992 in Los Angeles mit Rodney King geschah. Nachdem er sich eine lange Verfolgungsjagd mit Autobahnpolizisten geliefert hatte, wurde er angehalten und griff schließlich zwei Beamte an. Ihrer Aufforderung, sich auf den Boden zu legen, kam er nicht nach, was dazu führte, dass ihn die unter übermäßigem Adrenalin stehenden Polizisten zusammenschlugen. Das Ereignis entlud sich in gewalttätigen Unruhen, die als „Los Angeles Riots" zu trauriger Berühmtheit gelangten.

Natürlich ist bei aggressivem Verhalten im Straßenverkehr eine Senkung des Adrenalinspiegels die Behandlung der Wahl. Der folgende Brief illustriert, wie schnell so etwas gehen kann. Dieser 30 Jahre alte Mann aus der Bay Area von San Francisco suchte mich auf und beklagte sich nur über eines: seine Wut.

Patient A. W.

Vom ersten Mal an, als ich die Progesteroncreme auf meine Arme auftrug, konnte ich ihre Wirkung spüren. Seit diesem Augenblick fühle ich eine innere Ruhe, die ich immer zu vermissen schien. Jahrelang hatte ich mit unterschiedlichen Substanzen versucht, sie herbeizuführen. Ich fühle mich wieder „normal" – ich sollte eigentlich sagen, ich mag mich wieder. Das Größte für mich ist das Autofahren. Wo ich lebe, in Silicon Valley, gibt es, wie Sie sich vorstellen können, viel Verkehr und viele schlechte Autofahrer.

Bevor ich zu Ihnen kam, gab es Zeiten, in denen ich wegen der verheerenden Wirkung, die das Autofahren auf mein Verhalten hatte, lieber zu Hause blieb. Manchmal wollte ich andere Autofahrer einfach von der Straße drängen oder anhupen, alles löste bei mir ungeheuer viel Frust aus. Ich sollte erwähnen, dass es auch einen Punkt in meinem Leben gab, als ich noch ausgesprochen gerne Auto fuhr. Jetzt ist etwas Erstaunliches geschehen, ich kann das Autofahren wieder genießen. Der gewohnte Fahrstil der Menschen hier oder die Tatsache, dass sie keinen haben, hat sich nicht verändert. Ich habe mich verändert. Es ärgert mich einfach nicht mehr. Ich bin darüber auch erstaunt. Ich denke mir: „Oh, der hat mich ausgebremst, was soll's. Damit kann ich leben." Früher dachte ich stattdessen: „Wer zum Teufel ist dieses ..., na, Sie wissen schon." Das ist ein Riesenunterschied! Es geht mir einfach so viel besser.

Ich möchte Dr. Platt und seinem Team für ihren Mut danken, dass sie etwas Neues machen und Menschen wirklich zu heilen versuchen, wenn sie es am nötigsten haben. Ich weiß, dass es großen Widerstand gibt, wie immer bei Veränderungen, aber wenn ich jemals irgendwie helfen kann – ich stehe bereit! Mein Besuch liegt noch nicht einmal eine Woche zurück, und ich bin, Spaß beiseite, ein neuer Mensch! Bevor ich zu Ihnen in die Praxis kam, habe ich körperlich und geistig wirklich an mir gearbeitet, aber etwas fehlte immer noch. Ich danke Ihnen aus tiefstem Herzen, dass Sie das gefunden haben, was fehlte. Ich kann nun mein Leben wirklich leben.

Bipolare Störung

Versteht man die möglichen Auswirkungen eines Adrenalinüberschusses auf den Körper, erhält man meiner Ansicht nach Aufschluss über die sogenannte bipolare Störung. Die ältere Bezeichnung „manisch-depressive Störung" war vielleicht ein passenderer Name.

Bei Menschen, die davon betroffen sind, werden Perioden extremer Unruhe und Agitiertheit von Perioden tiefster Depression abgelöst. In der hypomanischen Phase (eine wirkliche manische Phase bekommt man außerhalb einer entsprechenden Einrichtung kaum zu sehen), können die Gedanken rasen, der Betroffene spricht vielleicht schnell oder hat gigantische Ideen. Diese Merkmale sind Symptome eines Adrenalinübeschusses im Gehirn. Und genau diese Ausschüttung des „Wut-Hormons" Adrenalin kann zu Depressionen führen, wenn sich die Wut nach innen schlägt. In der Folge verursacht das Adrenalin einen Rückschwung in die Euphorie.

Es gibt keine Möglichkeit einer genauen Bestimmung der Verhaltensweisen, durch die sich eine bipolare Tendenz ausdrücken wird. Patienten, bei denen die rechte Gehirnhälfte aktiver ist, mögen schneller sprechen und einen Ideenstrom produzieren, während Patienten mit einer betonteren linken Gehirnhälfte eventuell eine extreme Aktivität an den Tag legen. Ich habe den Verdacht, dass es bei beiden zu schweren Depressionen und einer Suizidgefährdung kommen kann.

> Ärzte verschreiben bipolaren Patienten Medikamente, die den Adrenalinspiegel im Gehirn erhöhen, obwohl bereits ein Adrenalinüberschuss im Gehirn vorliegt.

Ich vermute auch, dass jeder Betroffene ursprünglich von ADHS betroffen war. Die Einnahme der landläufig verschriebenen Antidepressiva, die zur Klasse der Serotonin-Noradrenalin-Wiederaufnahme-Hemmer (SNRI) bzw. Dopamin-Noradrenalin-Wiederaufnahme-Hemmer (SDRI) gehören, oder von Stimulanzien genügt im Grunde genommen schon, um einen Menschen mit ADHS in einen bipolaren Zustand zu treiben. Es gibt eine ganze Reihe von Medikamenten dieser Art, darunter Wellbutrin XR, Effexor (in Deutschland unter dem Namen Trevilor im Handel), Cymbalta (auch in der EU unter diesem Namen sowie als Ariclaim erhältlich), Lyrica, Pristiq (offenbar in der EU und in der Schweiz nicht erhältlich; Anm. d. Übers.), Adderall (bei uns nicht verfügbar; seit Dezember 2011 gibt es in Deutschland für Kinder und Jugendliche Attentin, das 5 mg Dexamphetaminhemisulfat enthält; Anm. d. Übers.), Strattera und Ritalin. Die letzten drei werden (in den USA, in Deutschland ist es hauptsächlich Ritalin) speziell bei ADHS verschrieben, die anderen gemeinhin bei Depressionen. Bipolare Patienten erhalten oft Antidepressiva und zusätzlich Cymbalta und Lyrica gegen die Schmerzen.

Alle diese Medikamente können den Adrenalinspiegel im Gehirn erhöhen. Leicht erkennt man die Parallelen zur Behandlung von Typ-2-Diabetikern, deren Insulinspiegel mit Insulin selbst oder anderen Medikamenten in die Höhe getrieben wird; dabei ist es doch gerade dieses Hormon, das Typ-2-Diabetes überhaupt erst verursacht. Und wieder verschreiben sie bipolaren Patienten Medikamente, die den Adrenalinspiegel im Gehirn erhöhen, obwohl doch schon ein Adrenalinüberschuss im Gehirn vorliegt. So ist es nicht weiter verwunderlich, dass Selbstmord und Sekundentod (plötzlicher Herztod) zu den Nebenwirkungen dieser Medikamente gehören? Wie ein Patient in einer kurzen Notiz schrieb:

Patient C. K.

> Sie haben mich von meinen Medikamenten gegen die bipolare Störung befreit und mein Leben verändert. Meine ganze Familie bestätigt Folgendes: Ich bin wacher. Ich kann besser laufen, mein Schritt ist „lebendiger". Mein Angstpegel nimmt ab und mein Denken ist nicht mehr schwerfällig.

Wie aus ADHS eine bipolare Störung werden kann, schildert der Fall eines anderen Patienten. Der heute 32-jährige Mann war als Kind aufgrund eines hohen Adrenalinspiegels hyperaktiv. Als Jugendlicher war er aktiver Sportler und litt in der Schule unter Konzentrationsproblemen; als Erwachsener wurde er zum Workaholic. Durch seinen Adrenalinüberschuss hatte er keinen Appetit, also musste noch mehr Adrenalin ausgeschüttet werden, um den Körper mit Energie zu versorgen. Das verursachte Stress, was wiederum zur Bildung von Cortisol führte. Hierdurch stieg der Blutzuckerspiegel, es wurde Insulin freigesetzt und in der Folge kam es zur Hypoglykämie – und so wurde immer noch mehr Adrenalin ausgeschüttet. Sein sehr hoher Adrenalinspiegel mündete in hypomanischem Verhalten neben Episoden von schweren Depressionen, da sich die Wut nach innen schlug.

Als mich dieser Patient zum ersten Mal aufsuchte, nahm er vier Medikamente ein, darunter auch Lithium. Unter dieser Behandlung nahm er fast 30 Kilo zu, was seine Depressionen verstärkte und zu Benommenheit führte. Wir begannen mit einem Programm zur Senkung seines Adrenalinspiegels und er setzte nach und nach seine Psychopharmaka ab. Sein bipolares Verhalten verschwand und er nahm ab. Die Veränderungen waren bemerkenswert und sind eine Bestätigung für die Selbstheilungskräfte des Körpers, wenn die dem Problem zugrunde liegende Ursache behandelt wird.

Zu meinem Behandlungsprogramm bei bipolarer Störung gehört natürlich bioidentische Progesteroncreme. Da Progesteron ein natürliches Antidepressivum ist, das Einfluss auf die meisten, wenn nicht sogar alle Neurotransmitter im Gehirn nimmt, unterstützt es Patienten dabei, von den Antidepressiva loskommen.

Eine Frau, die mich aufsuchte, hatte eine diagnostizierte bipolare Störung und nahm vier Medikamente ein, die alle zu den Noradrenalin-Wiederaufnahme-Hemmern gehörten. Diese erhöhen den Noradrenalinspiegel – das Hormon wirkt ähnlich wie Adrenalin – im Gehirn. Für jemanden, dessen Adrenalinspiegel im Gehirn ohnehin schon erhöht ist, kann die Einnahme solcher Medikamente tragische Folgen haben.

Außerdem war die Frau im ersten Trimenon schwanger. Ich riet ihr zum „kalten Entzug" ihrer Medikamente, also zum sofortigen Absetzen, ohne diese auszuschleichen, wenn sie ihre Schwangerschaft erhalten und Schäden für das Kind vermeiden wollte. Sie befolgte meinen Rat, und da sie alle ein bis zwei Stunden Progesteroncreme anwendete, litt sie unter keinem einzigen Entzugssymptom. Es erübrigt sich zu sagen, dass auch ihre bipolare Störung verschwand.

Eine kanadische Patientin, die den langen Weg von Manitoba zu mir in den Süden nach Kalifornien nicht scheute, erzählte mir, dass sie wegen ihrer bipolaren Störung zeitweise 43 Medikamente eingenommen hatte und auch schon einige Male in eine Einrichtung eingewiesen worden war. Ganz offensichtlich lösten die Medikamente ihr Problem nicht. Ich half ihr, die Medikamente allmählich abzusetzen, und verschrieb Progesteroncreme in hoher Dosierung. Sie fühlte sich nicht nur wieder ganz normal, sie konnte auch zum ersten Mal seit zehn Jahren einer Arbeit außer Haus nachgehen.

Als sie den Arzt aufsuchte, der sie jahrelang behandelt hatte, erkannte dieser sie gar nicht wieder. Er sah sie zum ersten Mal geschminkt. Sonst musste sie sich zu den Terminen bei ihm immer aus dem Bett quälen und hatte keine Energie, sich auch noch im Bad zurechtzumachen. Sie erzählte ihm, wie großartig sie sich ohne ihre Medikamente mit den Hormonen fühlte. Prompt beschimpfte er sie und verwies sie seiner Praxis. Das überraschte nicht, stellte sie doch eine Bedrohung für seine Behandlungsmethode dar.

Bei einer anderen Frau, 42 Jahre alt, lauteten die Diagnosen bipolare Störung, Typ-2-Diabetes und Bluthochdruck. Als sie mich zum ersten Mal aufsuchte, nahm sie 20 verschiedene Medikamente täglich ein – ein Beispiel grober Fehlbehandlung und dennoch, überraschenderweise, immer noch im Rahmen des „Therapiestandards".

Ich setzte alle Medikamente ab, außer den Schilddrüsenhormonen. Ihre Benommenheit verschwand, der Zuckerspiegel normalisierte sich, ebenso der Blutdruck. Der Cholesterinspiegel sank tatsächlich, als sie die entsprechenden Präparate nicht mehr nahm und sie verlor fast 30 Kilo an Gewicht.

Natürlich kann die Behandlung von Patienten mit psychischen bzw. affektiven Störungen kompliziert sein und sollte niemals auf die leichte Schulter genommen werden. Die Senkung des Adrenalinspiegels und das Absetzen der Psychopharmaka ist vielleicht auch nicht für jeden Patienten die richtige Maßnahme. Was ich allerdings sicher weiß, ist dies: Wenn sie die Wahl haben, entscheiden sich die meisten Patienten dafür, die Ursache ihres Problems behandeln zu lassen, statt einfach nur Medikamente einzunehmen, die toxische Nebenwirkungen haben können. Bei einer bipolaren Störung lohnt sich die Überlegung auf jeden Fall, ob eine hormonelle Funktionsstörung zugrunde liegt, die auf natürliche Weise mit der richtigen Ernährung und bioidentischem Progesteron behandelt werden könnte.

Vor gar nicht allzu langer Zeit gab es die Diagnose „bipolare Störung" bei Kindern praktisch gar nicht. Heute sind mehr als eine Million Kinder (in den USA) davon betroffen. Sie scheint sich hauptsächlich als Hyperaktivität, aggressives Verhalten und extreme Stimmungsschwankungen sowie Probleme mit der Wut zu zeigen –

all das weist natürlich auf einen Adrenalinüberschuss hin. Diese Kinder bekommen oft starke Psychopharmaka verordnet, von denen viele von der amerikanischen Zulassungsbehörde FDA für die Anwendung bei Kindern gar nicht zugelassen wurden.

> Heute gibt es in den USA mehr als eine Million Kinder mit der Diagnose „bipolare Störung", auch wenn sie die klassischen Anzeichen von schweren Stimmungsschwankungen gar nicht zeigen.

Alle Verhaltensweisen, die diese Kinder zeigen, lassen sich zwar mit einem hohen Adrenalinspiegel erklären, doch diese Beobachtung rechnet sich für das „Medizingeschäft" nicht. Viele Psychiater (in den USA) werden nur bezahlt, wenn sie ein Medikament verschreiben. Wurde ein Kind erst einmal auf Neuroleptika gesetzt, ist dem Psychiater der Patient viele Jahre lang sicher. Hausärzte verschreiben solche Medikamente nur zögernd und wollen sie natürlich auch nicht absetzen und dafür die Verantwortung übernehmen.

Meine persönliche Meinung ist, dass die Tötungsdelikte der letzten Jahre in den Schulen und die Selbstmorde bei Teenagern eventuell von jungen Menschen verübt worden sind, die unter dem Einfluss solcher Medikamente standen, deren Nebenwirkungen zu diesen tragischen Vorfällen geführt haben. Obwohl strengere Waffengesetze von Vorteil sein mögen, wäre es wahrscheinlich noch wirksamer, die Verschreibung derartig starker Arzneimittel für Kinder einzuschränken.

Ein erschütterndes Beispiel für das Problem mit Fehldiagnosen sowie für das fehlende Wissen über den Einfluss von Hormonen auf die geistige Gesundheit in der etablierten Medizin ist die Geschichte der vierjährigen Rebecca Riley. Am 13. Dezember 2006 starb Rebecca an einer Überdosis der Medikamente, die ihr von einem Arzt, der sie nie untersucht hatte, wegen ihrer bipolaren Störung verschrieben worden waren. Ihre Eltern wurden 2010 in getrennten Prozessen des Mordes an ihrer Tochter für schuldig befunden und zu lebenslanger Haft verurteilt. Ihr Verbrechen: die vorsätzliche Verabreichung einer Überdosis von Medikamenten.

Der Arzt hatte dem Kleinkind allein aufgrund der Schilderung von Rebeccas Verhalten durch die Mutter drei Psychopharmaka in extrem hoher Dosierung verschrieben, ohne sie selbst zu untersuchen. Interessanterweise waren sich sowohl der Arzt als auch die Mutter in Interviews vor den Prozessen einig, dass Rebecca höchstwahrscheinlich gar keine bipolare Störung hatte, auch wenn eine solche diagnostiziert worden war.

Der Bundesstaat Massachusetts stellte keine Strafanzeige gegen den Arzt. Es ist schwer zu begreifen, warum der Mediziner von jeder Schuld an Rebeccas Tod freigesprochen wurde und die Apotheker, die die Rezepte fast jeden zweiten Tag einlösten, keine scharfe Verwarnung erhielten. Meiner Ansicht nach ist jeder, der mit Rebeccas Betreuung zu tun hatte, für ihren Tod verantwortlich: ihre Eltern, der Arzt, die Apotheker, die Angestellten im Kindergarten. Ihr Tod hätte verhindert werden können, wären sich die Fachleute über die Zusammenhänge zwischen Hormonen und ADHS im Klaren gewesen.

Man weiß, dass es familiär gehäufte Fälle von bipolaren Störungen gibt. Das ergibt Sinn, da die Kinder die hormonelle Konstitution von ihren Eltern erben. Ich würde vermuten, dass Eltern von Kindern mit der Diagnose einer bipolaren Störung beide ADHS haben. Tatsächlich zeigen die meisten meiner davon betroffenen Patienten Anzeichen und Symptome, die ich als kreative Form von ADHS verstehe. Mit anderen Worten, sie haben eine Menge Adrenalin im Gehirn.

Die Behandlung einer bipolaren Störung, die sich in meiner Praxis wiederholt als wirksam erwiesen hat, besteht darin, Progesteroncreme in der korrekten Dosis anzuwenden, den richtigen Ernährungsplan einzuhalten und die Medikamente, die dem Patienten für seine Krankheit verschrieben wurden, allmählich auszuschleichen.

Hyperemesis gravidarum

Die morgendliche Übelkeit in den ersten drei Schwangerschaftsmonaten ist nicht ungewöhnlich. Diese Art von Übelkeit und Erbrechen wird durch Östrogen verursacht, wenn nicht genügend Progesteron vorhanden ist, das die Östrogenwirkungen normalerweise blockiert. Zu Beginn des zweiten Trimenons, also ab dem 4. Schwangerschaftsmonat, beginnt die Plazenta mit der Bildung großer Mengen Progesteron, und in der Regel hören diese Beschwerden dann auf.

Manche Frauen erbrechen jedoch weiterhin während der gesamten Schwangerschaft, sie leiden unter einer sogenannten *Hyperemesis gravidarum*, einem übermäßigen Schwangerschaftserbrechen. Da ich kein Gynäkologe bin, sind davon betroffene Frauen nicht zu mir in die Praxis gekommen. Doch ich habe einige Patientinnen, die dieses Problem während der Schwangerschaft hatten.

> **Bei diesen Frauen beginnt das zweite Schwangerschaftsdrittel mit einem schweren Energiemangel des Gehirns. Also schüttet der Körper Adrenalin aus, um den Blutzuckerspiegel zu erhöhen.**

Ich habe festgestellt, dass diese Frauen mehrheitlich von der kreativen Form von ADHS betroffen sind, ihr Gehirn also vergleichsweise mehr Energie braucht. Die meisten haben auch bereits zu Beginn der Schwangerschaft einen Progesteronmangel. Infolgedessen leiden sie, da das Östrogen ungehindert wirken kann, im ersten Trimenon an heftiger Übelkeit mit Erbrechen. Mit Beginn des zweiten Trimenons leidet ihr Gehirn dann unter einem schweren Energiemangel. Also schüttet der Körper Adrenalin aus, um den Blutzuckerspiegel zu erhöhen. Leider ruft die Freisetzung von Adrenalin auch Übelkeit und Erbrechen hervor und unterdrückt zudem den Appetit. Zu allem Unglück schütten diese Frauen immer noch große Mengen Östrogen aus, das ebenfalls an ihren Beschwerden beteiligt ist.

In einer Übersichtsarbeit, die in der Ausgabe des *New England Journal of Medicine* vom 14. Oktober 2010 mit dem Titel „Nausea and Vomiting in Pregnancy" (zu Deutsch etwa: Übelkeit und Erbrechen in der Schwangerschaft) veröffentlicht wurde, heißt es: „Die Ursache von Übelkeit und Erbrechen in der Schwangerschaft ist nicht geklärt." Wenn man jedoch den Einfluss von Adrenalin auf den Körper kennt, kann man die Ursache nachvollziehbar erklären. Wir wissen, dass es in bestimmten Stresssituationen, in denen der Körper wahrscheinlich übermäßig viel Adrenalin bildet, bei manchen Menschen zu Übelkeit und Erbrechen kommt. Zum Beispiel bei Künstlern kurz vor dem Auftritt, bei Profisportlern vor dem Wettkampf und bei Strafverteidigern vor ihrem Eingangsplädoyer. Die übermäßige Adrenalinbildung ist also bei Frauen mit einer Hyperemesis gravidarum wahrscheinlich auch ein Hauptfaktor.

Ich vermute, dass mittels Vaginalzäpfchen verabreichtes hoch dosiertes bioidentisches Progesteron zusammen mit einer transdermalen Progesteroncreme die Symptome dieser Frauen erheblich lindern würden. Gibt man ihnen dann noch zusätzlich niedrig glykämische Kohlenhydrate direkt (falls möglich) oder über eine Magensonde, wäre das Problem möglicherweise innerhalb von 24 bis 48 Stunden gelöst.

Drei weitere Komplikationen in der Geburtshilfe, die ebenfalls mit einem hohen Adrenalinspiegel zusammenzuhängen scheinen, sind Präeklampsie, Schwangerschaftstoxikose und Schwangerschaftsdiabetes. Präeklampsie (Bluthochdruck und vermehrte Eiweißausscheidung im Urin) und Toxikose, beide äußerst ernste Zustände, die oft eine vorzeitige Einleitung der Geburt erfordern, gehen mit Bluthochdruck einher. Es scheint plausibel, dass Adrenalin und Insulin für den Blutdruckanstieg verantwortlich sind. Ich vermute auch, dass Frauen mit diesen Komplikationen während der Schwangerschaft zu wenig Progesteron bilden. Adrenalin und Insulin spielen wahrscheinlich auch eine Schlüsselrolle beim Schwangerschaftsdiabetes, genau wie beim regulären Diabetes, den wir im letzten Kapitel besprochen haben.

Zum Zeitpunkt der Entstehung dieses Buches wurde von der amerikanischen Zulassungsbehörde FDA gerade die Anwendung von Progestin (einem Progesteron-ähnlichen Medikament) zur Verhinderung von Frühgeburten zugelassen. Die Kosten für dieses Medikament belaufen sich auf etwa 1500 US-Dollar pro Woche. Die gute Nachricht ist, dass die Arzneimittel herstellenden Apotheken, die schon mehrfach erwähnten sogenannten Compounding Pharmacies, genau dieselbe Zubereitung für etwa 95 US-Dollar pro Woche liefern können – die schlechte ist, dass die FDA dies für illegal erklärt hat. Eine gute Seite hat diese Geschichte aber trotzdem. Denn Ärzte können ihren Patientinnen sogar eine noch viel bessere Alternative anbieten, nämlich „echtes" bioidentisches Progesteron in Form von Vaginalzäpfchen und einer Creme zum Auftragen auf die Haut. Hier kann die FDA bei den Compounding Pharmacies nicht dazwischenfunken, da bioidentische Progesteronzäpfchen oder entsprechende Cremes von den Pharmakonzernen nicht hergestellt werden. Bioidentisches Progesteron stammt aus natürlichen Quellen und verursacht – im Gegensatz zu dem hormonähnlichen Medikament Progestin – keine Nebenwirkungen. Außerdem ist es die kostengünstigste und wirksamste Alternative.

Syndrom des zyklischen Erbrechens

Das Syndrom des zyklischen Erbrechens, das der *Hyperemesis gravidarum* ähnlich ist, ist ein weiteres Krankheitsbild, für das die Schulmedizin keine Ursache findet. Einer meiner Patienten, ein 47-jähriger Mann, litt darunter. Er erzählte mir, dass er schon sein ganzes Leben lang morgens aufwacht und sich übergeben muss. Als Kind litt er, immer wenn er aufgeregt war, an unstillbarem Erbrechen und musste sogar ins Krankenhaus gebracht werden. Meines Erachtens ist Adrenalin die einzige Erklärung dafür.

Bei seinem ersten Besuch saß er mir am Schreibtisch gegenüber und umklammerte die Armlehnen seines Stuhls. Man konnte sehr leicht beobachten, dass dieser Mann Adrenalin ausschüttete. Ich trug

---

Anm. d. Verlages: Progestin (Medroxyprogesteron) ist eine künstliche hormonähnliche Substanz, die mit dem vom Körper selbst gebildeten Progesteron nichts zu tun hat, aber patentfähig und dementsprechend lukrativ ist. Bioidentisches Progesteron stammt aus einer pflanzlichen Quelle (Yamswurzel oder Soja); seine molekulare Struktur ist mit dem körpereigenen Hormon identisch, es ist jedoch nicht patentfähig und daher wenig interessant für die Pharmaindustrie. Progestin und Progesteron können als synthetisch bezeichnet werden, da beide im Labor synthetisiert, das heißt hergestellt, werden. Der Unterschied besteht daher nicht in der Herstellungsart, sondern in ihrer molekularen Struktur.

ein wenig Progesteroncreme auf seinen Unterarm auf und nach weniger als zehn Minuten lehnte er sich in seinem Stuhl zurück und stellte fest, dass er sich in seinem ganzen Leben noch nie so wohl gefühlt habe.

In den sechs Jahren (die es zum Zeitpunkt der Entstehung dieses Buches her war), seit er zum ersten Mal zu mir kam, musste er sich kein einziges Mal mehr übergeben. In seinem Brief beschreibt er ganz deutlich die Qualen seines Hyperadrenalismus, aber auch die Wirksamkeit der Behandlung mit bioidentischer Progesteroncreme.

Erfahrungsbericht

Mir fehlen absolut die Worte, um all jenen, die die Symptome von ADHS nicht selbst erlebt haben, zu beschreiben, wie schlimm, wirklich schlimm das Leben vorher war ...

Ich kam vor eineinhalb Jahren zum ersten Mal zu Dr. Platt. Neun Monate lang befand ich mich in einer Endlosschleife aus Behandlungen, Untersuchungen und bildgebenden Verfahren – und alles ohne Erfolg. Gut 18 000 US-Dollar später konnte mir ein ganzes Heer von Ärzten nicht sagen, was mit mir los war.

Ich litt an Fibromyalgie. Jeder Zentimeter meines Körpers schmerzte. Ich konnte morgens nicht ohne furchtbare Schmerzen aufstehen – und ich spreche wirklich von Schmerzen.

Als ich Dr. Platts Buch *Die Hormonrevolution* aufschlug, fand ich dort das ganze Leiden meines Lebens beschrieben, wie es dazu kommt und was man dagegen tun kann, alles schwarz auf weiß.

Ich hatte zum Teil auch wegen dieser Symptome gerade meine Arbeitsstelle verloren. Meine Freundin verließ mich nach eineinhalb Jahren und, ehrlich gesagt, ich dachte allen Ernstes darüber nach, von einer Brücke zu springen.

Ich weiß jetzt, dass meine Nebennieren sehr aktiv und – das konnte ich aus einem CT ersehen –, dreimal so groß sind wie beim Durchschnittsmenschen.

Nach der Lektüre von Kapitel 15 wurde mir klar, dass ich ADHS habe. Warum das bei einem 47-Jährigen nicht längst festgestellt wurde, ist mir ein Rätsel. Es erstaunt mich einfach, wie Adrenalin viele Bereiche des Körpers beeinflusst, wie es auf eine Hypoglykämie und den Blutzucker wirkt, dieser endlose Kreislauf „Adrenalin kontra Zucker". In Kapitel 15

beschäftigt sich Dr. Platt mit Adrenalin und seinen vielfältigen Wirkungen auf den Körper, allein in diesem einen Kapitel habe ich 27 unterschiedliche gezählt. Adrenalin brachte mich schier um ...
Meine Frau und ich ließen uns einen Termin bei Dr. Platt geben. Wir waren am Ende unserer Kräfte und buchten die Flüge nach Kalifornien. Damals waren meine Stimmungsschwankungen unkontrollierbar. Wie das Ticktack eines Uhrpendels schwangen sie hin und her: Aggression, Depression, Aggression, Depression ...
„Wollen Sie, dass all das aufhört?", fragte er mich ganz ehrlich, als ob er jeden Tag nichts anderes tat, als das Leben von Menschen wieder in Ordnung zu bringen. Dreißig Jahre Quälerei, und dieser Mann sagt einfach: „Wollen Sie, dass das aufhört?"
Er nahm Progesteroncreme und verteilte sie über die Länge meines Unterarms. „Reiben Sie das jetzt ein", sagte er.
Wir unterhielten uns eine Weile, sahen uns einige Blutwerte an. Etwa zehn Minuten vergingen. „Wie fühlen Sie sich?", fragte er.
Das Erste, was mir in den Sinn kam, war jedoch, was ich nicht fühlte: kein Adrenalin. Ich war ruhig. Ich saß ruhig da, ganz ruhig ...
Eine zu lange Warteschlange ... Aggression.
Die Kellnerin hat mein Getränk vergessen ... Aggression.
Jemand hat meinen Erwartungen nicht erfüllt ... Aggression.
Mein Leben ist schon immer ein einziger Kampf gegen die Aggression ...
Er schmierte mir diese Creme auf den Arm – und alles war weg.
Jedes einzelne Symptom – einfach weg.
In den darauffolgenden Tagen stellte ich fest:
Kein morgendliches Erbrechen mehr. Keine lähmende Fibromyalgie mehr. Keine Müdigkeit mehr am Nachmittag.
Und was am wichtigsten ist, ich bin heute ruhig. Es ist großartig, einfach nur ruhig dasitzen zu können.
Jedes einzelne Symptom – weg nach 10 Minuten ...
Was kann ich Ihnen über meinen Freund, Dr. Platt, erzählen?
Er hat die Medizin in ihren Grundfesten erschüttert, mit seiner Ehrlichkeit darüber, wie heutzutage in unserer Gesellschaft Medizin praktiziert, wie Macht von unseren Arzneimittelherstellern missbraucht wird. Er stellt die Konzepte von Behandlern infrage, die die Symptome einer Krankheit behandeln, nicht das zugrunde liegende Problem. Nach dem Motto: Tut nichts mehr weh, ist alles okay.
Das Wissen dieses Mannes über bioidentische Hormone und die Reaktion des Körpers auf Hormonschwankungen ist fabelhaft. Es besteht kein

Zweifel: Dieser Mann hat mein Leben gerettet. Aber heute lebe ich nicht nur, nein, mein Leben hat eine Qualität, die mir 30 Jahre medizinische Behandlung und Antidepressiva nicht geben konnten!

Autismus

Mit Autismus-Patienten habe ich wenig persönliche Erfahrungen gemacht. Doch aufgrund dessen, was ich über diesen Zustand weiß, nehme ich stark an, dass ein zu hoher Adrenalinspiegel daran beteiligt ist. Da Autismus immer häufiger auftritt, wird es zunehmend wichtig, diese Störung zu erkennen und vernünftige Ansätze zu ihrer Behandlung zu verstehen.

Ich glaube, dass Autismus vielleicht eine extreme Variante der kreativen Form von ADHS ist. Autistische Kinder können außergewöhnlich intelligent sein – von manchen weiß man, dass sie ein ganzes Telefonbuch im Kopf haben. Gleichzeitig könnte ein übermäßig hoher Adrenalinspiegel im Gehirn der Grund dafür sein, dass ihnen die Kommunikation solche Schwierigkeiten bereitet. Es könnte sein, dass sie den sensorischen Eindrücken ausweichen, auch dem Augenkontakt, um die Reize auf ihr mit zu viel Adrenalin überlastetes Gehirn zu verringern.

> **Autismus ist vielleicht eine extreme Variante der kreativen Form von ADHS.**

Mein Behandlungsansatz bei autistischen Kindern würde sich nach dem in diesem Buch beschriebenen Programm richten: Transdermal wirksame Progesteroncreme, um Insulin und Adrenalin unter Kontrolle zu halten, und eine Ernährung mit sehr vielen niedrigglykämischen Kohlenhydraten, insbesondere grünen Gemüsen, damit das Gehirn ständig mit Energie versorgt wird. Sobald der Adrenalinspiegel gesunken ist, können die Gedanken zur Ruhe kommen. Wenn die sensorischen Eindrücke nicht mehr zu einer Überstimulierung führen, könnten die Kinder vielleicht effektiver kommunizieren. Ich würde zusätzlich bestimmte Nahrungsergänzungsmittel empfehlen, Verdauungsenzyme zum Beispiel, um die Verdauung von Gemüse zu unterstützen, Kokosöl, um das Gehirn mit zusätzlicher Energie zu versorgen, sowie Vitamin D_3 und B-Vitamine.

Mehrere meiner Patientinnen, die autistische Kinder haben, probierten das aus und stellten enorme Besserungen fest. Eine dieser Mütter ergänzte einen Brief mit folgender Notiz:

Patient F. A.

Mein Sohn Frank verwendet seit Februar auch Progesteron. Er ist 15 Jahre alt und Autist. In den letzten Monaten war er weniger ängstlich und ruhiger. Er ist auch in der Gemeinschaft kontaktfreudiger. Im Februar und März wurde er zum „Schüler des Monats" gewählt. Er beteiligt sich mehr am Unterricht. Die Lehrer sagen, dass sie ihn nicht mehr so oft zum Mitmachen auffordern müssen. Insgesamt eine Menge schöner Veränderungen.

Die folgenden E-Mails schickte die Mutter eines dreijährigen autistischen Jungen mit Potocki-Lupski-Syndrom (PTLS), der sich vor der Behandlung im Grunde genommen überhaupt nicht mitteilte. (Das PTLS ist ein genetischer Defekt. Die Kinder fallen durch eine postpartale Hypotonie mit Gedeihstörung auf, später stehen Kommunikationsprobleme [ADS, Autismus, Sprachentwicklungsverzögerung] im Vordergrund; Quelle: Medizinisch Genetisches Zentrum München; Anm. d. Übers.)

Erfahrungsbericht

20. 2. 2014 (Behandlungsbeginn am 17. 2. 2014):
Ian macht sich großartig! Wir sind alle wirklich beeindruckt. Er hat eine ganze Menge mehr Energie, seine Sprache hat sich plötzlich sehr verbessert und er schläft erstaunlich leicht ein und durch. Es ist jetzt 21 Uhr, ich möchte eigentlich schlafen gehen, und er ist sehr gut gelaunt, lebhaft, er malt und spielt! So aufgeweckt haben wir ihn noch nie erlebt!

17. 3. 2014:
Mir geht es zunehmend besser und Ian tut das Progesteron erstaunlich gut! Er fängt tatsächlich an zu sprechen! Er kann mehr Wörter aneinanderreihen und versucht wirklich, sich verständlich zu machen. Er hat viel mehr Energie und kann sich besser konzentrieren. Wir sind ganz begeistert und können die Veränderung gar nicht fassen. Die Selbsthilfegruppen, die wir besuchen, sind auch schon aufmerksam geworden.

24. 3. 2014:
Ich muss mich jetzt mit dem Thema intensiv beschäftigen, da es Ian dank Ihres Programms wirklich gut geht! Er ist voller Energie, seine Sprache explodiert geradezu und er verhält sich viel mehr wie ein ganz normaler kleiner Junge. Es ist großartig. Sogar die Hausärztin lässt sich inzwischen beeindrucken; sie schaut immer wieder vorbei und zeigt Interesse für dieses Gebiet!

Posttraumatische Belastungsstörung

Die Posttraumatische Belastungsstörung (PTBS) kann eventuell auch mit einem Adrenalinüberschuss in Zusammenhang gebracht werden. Sie wird häufig bei Soldaten diagnostiziert, die aus Kriegsgebieten zurückkehren. Meines Erachtens haben die meisten Menschen, die sich zu den Streitkräften melden, schon immer einen sehr hohen Adrenalinspiegel, und dieser Überschuss steigt unter den Bedingungen des Krieges möglicherweise weiter an.

Eine PTBS gibt es auch bei Traumapatienten – bei vergewaltigten Frauen, Menschen, die in Autounfälle verwickelt waren usw. Ich nehme an, dass viele ihrer Symptome, wie Angstzustände, Depressionen, Zwangsverhalten, Nervosität und Albträume, mit einem Adrenalinüberschuss zusammenhängen.

Vielleicht ist der neueste Behandlungserfolg der Störung mit dem Arzneistoff Propranolol, einem starken Betablocker, der deutlichste Hinweis auf einen Hyperadrenalismus bei diesen Patienten. Da Betablocker die Wirkungen des Adrenalins blockieren, legt die Wirksamkeit von Propranolol bei PTBS eine Adrenalinbeteiligung nahe.

Dieser Arzneistoff ist jedoch auch wieder nur eine Notlösung mit vielen Nebenwirkungen. Bei diesem Krankheitsbild wäre es vielleicht sinnvoller, den Adrenalinspiegel direkt zu senken, und das sollte einen Versuch wert sein.

Prämenstruelle dysphorische Störung

Eine prämenstruelle dysphorische Störung (PMDS) beeinträchtigt die Lebensqualität der betroffenen Frau sowie der Menschen in ihrer Umgebung ganz ungemein. Wie bei vielen anderen in diesem Buch besprochenen Krankheitsbildern gilt ihre Ursache ebenfalls als nicht bekannt.

PMDS betrifft etwa fünf Prozent der (amerikanischen) Frauen im gebärfähigen Alter. Wie beim prämenstruellen Syndrom (PMS) treten die Symptome etwa eine Woche vor der Periode auf und verschwinden im Allgemeinen zwei bis drei Tage nach Einsetzen der Blutung wieder. Obwohl bei PMDS und PMS einige Merkmale übereinstimmen, ist PMDS aufgrund der Schwere der Symptome in eine eigene Kategorie einzuordnen. Diese sind hinreichend schlimm, um sich störend auf den Tagesablauf der Frauen auszuwirken. Zu den klassischen Symptomen gehören:
- extreme Stimmungsschwankungen,
- Depressionen mit Gefühlen der Hoffnungslosigkeit,
- schwere Wutanfälle,
- unterschwellige und um sich greifende Angstzustände,
- Benommenheit mit Konzentrationsstörungen,
- Einschlaf- oder Durchschlafschwierigkeiten,
- übermäßige Müdigkeit,
- Muskelschmerzen,
- Kopfschmerzen.

Inzwischen erkennen Sie wahrscheinlich in all diesen Symptomen bereits den Zusammenhang mit Adrenalin. Doch bei PMDS gibt es zusätzliche Symptome, die von einer Östrogendominanz verursacht werden: Gebärmutterkrämpfe, Brustspannen, Wassereinlagerungen, Aufgeblähtsein und Völlegefühl.

Der erste Schritt zur Genesung beginnt mit der klaren Erkenntnis, dass es sich grundsätzlich um ein hormonelles Problem handelt, das hauptsächlich durch einen Überschuss an Adrenalin und Östrogen und einem Mangel an Progesteron verursacht wird (und nicht durch einen Mangel an Fluctin [in Deutschland, Österreich und der Schweiz; Prozac in den USA und in GB], auch wenn mit diesem Medikament normalerweise behandelt wird). Unmittelbar vor der Periode fällt der Progesteronspiegel stark ab und löst die Menstruation aus. Ein niedriger Progesteronspiegel führt zu einem Insulinanstieg, der wiederum hypoglykämische Episoden mit Völlegefühl, Wassereinlagerungen und Gewichtszunahme verursachen kann. Ich vermute, dass Frauen mit PMDS von einer kreativen oder gemischten Form von ADHS betroffen sind, wodurch ihre Reaktion auf die Hypoglykämie deutlicher hervortritt und zur Freisetzung großer Mengen Adrenalin führt.

> Der erste Schritt zur Genesung beginnt mit der Erkenntnis, dass es sich grundsätzlich um ein hormonelles Problem handelt.

Um den Adrenalinspiegel zu senken, behandelt man natürlich mit einer Kombination aus topischer Progesteroncreme und einem niedrigglykämischen Speiseplan. So kann man auch den Insulinspiegel besser kontrollieren und hemmt die Auswirkungen des Östrogenüberschusses.

Den folgenden Brief erhielt ich von einer Frau, die an einer extremen PMDS litt. Trotz seiner Länge veröffentliche ich ihn hier in vollem Umfang, denn er spricht eine Reihe von wichtigen Problemen an; und leider auch die profunde Unkenntnis, die bei vielen Ärzten in Bezug auf Hormone herrscht. Davon sind auch manche Gynäkologen nicht ausgenommen, die ja die eigentlichen Spezialisten für die Behandlung von Frauen und Mädchen ab dem Teenageralter sind.

Ich glaube, dieser Brief sollte Pflichtlektüre für alle angehenden Frauenärzte sein. Und jedem Arzt, der dies liest und feststellt, dass er genauso gehandelt hätte wie diese Ärzte, lege ich mein Handbuch für Behandler, *The Platt Protocol for Hormone Balancing* (zu Deutsch etwa: „Das Platt-Programm bei Hormonschwankungen"; nur in englischer Sprache erhältlich) wärmstens ans Herz.

> Dieser Brief sollte Pflichtlektüre für alle angehenden Frauenärzte sein.

Erfahrungsbericht

Sehr geehrter Herr Dr. Platt,
ich bin 33 Jahre alt und bezweifle wirklich, dass ich meinen 34. Geburtstag erleben werde! Ich nehme Antidepressiva und Schmerzmittel und verhüte mit einer Hormonspirale. Ich habe keine Kinder. Meine erste Periode bekam ich mit 14 und seit meinem 16. Lebensjahr leide ich an schwerem PMS. Ich halte es einfach nicht mehr aus. Ich habe die Nase voll von Ärzten, die mir nicht zuhören! Von Anfang an habe ich immer wieder gesagt, dass ich hormonelle Probleme habe. Meine eigene Mutter litt ihr ganzes Erwachsenenleben lang an schwerem PMS. Ich bin praktisch ihr Abziehbild. Mit Anfang 40 musste sie sich wegen des PMS die Gebärmutter entfernen lassen und seither macht sie verschiedene Hormonersatz-Therapien. Momentan nimmt sie ein Östradiol-Gel (Estrogel), und nach allem, was ich über „synthetische Hormone" gelesen habe, mache ich mir große Sorgen um sie. Meine Großmutter starb mit Mitte 50 an Brustkrebs und meine Mutter ist jetzt Mitte 50. Auch die Tante meiner Mutter hat jetzt Brustkrebs.
Mit 15 bekam ich die „Pille" verschrieben wegen meiner Periode, sie ist von jeher sehr stark und unregelmäßig. Seitdem habe ich jede Pille ausprobiert, die es gibt. Und seit ich 19 bin, habe ich auch jedes Antidepressivum bekommen, das Sie sich nur vorstellen können. Ich sage den Ärzten immer wieder, dass ich nur zwei Wochen im Monat depressiv bin und dass meine Probleme von den Hormonen kommen, aber niemand hört mir zu.
Als ich bei einer Psychologin war (ich musste praktisch um eine Überweisung betteln, weil ich jeden Monat dachte, ich werde verrückt), bestätigte sie, was ich schon die ganze Zeit wusste. Ich hatte eine PMDS. Dann musste ich die Ärzte bitten, mich an einen Gynäkologen zu überweisen.
Dieser verordnete mir Dreimonatsspritzen, die alles nur noch schlimmer machten. Ich fühlte mich wie 100, ich habe mich noch nie so krank

gefühlt, also habe ich dieses „Experiment" beendet. Der Gynäkologe fragte mich, ob ich vielleicht eine Endometriose hätte, aber woher sollte *ich* das denn wissen! Ich kann mich nicht erinnern, dass ich jemals andere als extrem schmerzhafte Periodenblutungen gehabt hätte; seit meinem 23. Lebensjahr habe ich sehr starke Rücken- und Schulterschmerzen. Die Ärzte haben das alles gewusst. Und meine mentalen und körperlichen Schmerzen gingen weiter – ein ums andere Jahr. Bei unzähligen Gelegenheiten musste ich mir anhören: „Manche Frauen haben eben schmerzhafte Periodenblutungen, das ist ganz normal."

Dieses Jahr im März machte mein Gynäkologe eine Laparoskopie und eröffnete mir, dass ich eine Endometriose im Stadium 2–3 habe. Zur gleichen Zeit setzte er mir eine Hormonspirale ein, die gegen die Schmerzen helfen sollte.

Ich erklärt ihm gleich zu Anfang, dass ich auch etwas gegen die psychischen Auswirkungen der PMDS brauche. Ja, ich habe jeden Monat unerträgliche Schmerzen, aber was ist mit meinem Seelenzustand? Ich habe jeden Monat das Gefühl, ich werde verrückt. Er behauptete jedoch, ich hätte gar keine PDMS, sondern Endometriose, die auch Stimmungsschwankungen verursachen kann. Ich habe aber noch viel mehr als nur Stimmungsschwankungen!

Die Spirale hat gegen die Schmerzen nicht geholfen; im Gegenteil, sind sie eher noch schlimmer geworden. Was die PMDS betrifft, so sind das jeden Monat zwei Wochen „die Hölle auf Erden" für mich und meine unmittelbare Familie. Ich werde zu einem ganz anderen Menschen; es ist, als wäre ich besessen. Ich bin nicht mehr Herr meiner Sinne und kann mein Verhalten nicht steuern, wie sehr ich es auch versuche. Ich werde extrem unruhig, zornig, gemein, bekomme unkontrollierbare Weinanfälle, verfalle in dunkle, krankhafte Gedanken, extrem depressive Selbstmordgedanken, Gedanken, andere zu verletzen – die Liste ist endlos. Und dazu kommen noch die körperlichen Schmerzen, geschwollene und spannende Brüste, ein aufgetriebener Bauch (in sehe aus, als wäre ich im 6. Monat schwanger), geschwollene Hände, Schmerzen im ganzen Körper, Gelenkschmerzen, Kopfschmerzen, Kreuz- und Schulterschmerzen, Bauchschmerzen, keinerlei Energie und Motivation. Die Liste ist endlos …

Seit 18 Jahren bin ich nun ein Versuchskaninchen, habe alles mögliche versucht, angefangen bei den Pillen zur Empfängnisverhütung, bis hin zu den Spritzen, um meine Eierstöcke lahmzulegen – und nichts hat geholfen. Ich habe dem Gynäkologen wiederholt gesagt, dass meine

Hormone die Probleme verursachen, warum sollte ich mir also immer mehr davon geben lassen, vor allem, wenn es synthetische sind. Ich habe stark zugenommen, und die Waage geht weiter nach oben, selbst wenn ich kaum etwas esse!

Wenn es nicht besser wird, will mein Gynäkologe mir Ende diesen Jahres die Gebärmutter entfernen. Nur ein Wunder könnte mir jetzt noch helfen, da es mir wohl kaum von einem auf den anderen Tag besser gehen wird. Während ich also auf einen Termin wartete, entdeckte ich Ihr Buch *Die Hormonrevolution*. Ich konnte gar nicht glauben, was ich da las. Alles, was ich bezüglich meiner Hormone dachte, wurde bestätigt. Fehlt meinen Ärzten der gesunde Menschenverstand?

Ihr Buch war eine Offenbarung: Natürlich sind es die Hormone. Ich habe das die ganze Zeit gewusst und ich habe auch gewusst, dass die Menge an „synthetischen" Hormonen, mit denen man mich über die Jahre vollgepumpt hat, meine Endometriose und die PMDS nur noch verschlimmerten.

Meiner nächsten Gynäkologin sagte ich, dass ich es mit „bioidentischen Hormonen" versuchen wolle – doch sie lachte mich praktisch aus! Das sei alles Schnickschnack, um im Internet Geld zu verdienen, und die Pflaster, die sie mir verschreiben werde, seien „bioidentische Hormone" aus pflanzlichen Extrakten, nur mit leicht veränderter Molekularstruktur. (Also, dann sind sie ja nicht mehr bioidentisch, oder?) Sie war sehr herablassend, ich hätte einen ausgewachsenen Streit mit ihr vom Zaun brechen können, aber, ehrlich gesagt, mir fehlte die Energie dazu und ich dachte: „Sie ist meine letzte Hoffnung!"

Sie verschrieb mir Östradiol-Pflaster; jedes Pflaster enthielt 3 mg Östradiol. Durch meine eigenen Recherchen wusste ich, dass das das Schlimmste war, was ich mir hätte antun können! Ich fragte sie, ob die Pflaster meine Endometriose verschlimmern würden und sie verneinte. Wie bitte? „Füttert" Östradiol nicht die Endometriose? Ich konnte es nicht glauben, als sie sagte: „Nun, Ihr eigener Körper bildet doch auch Östrogen, nicht wahr! Es ist das Progesteron, dem Sie Ihre Probleme zu verdanken haben, denn sein Spiegel ist in den letzten beiden Wochen im Monat am höchsten, also genau dann, wenn Sie Ihre Probleme haben."

Ich konnte nicht glauben, was ich zu hören bekam.

Wegen der PMDS habe ich eine Arbeitsstelle nie lange behalten können. Ich bin arbeitslos, seit Jahren schon. Ich vegetiere, ich lebe nicht. Ich hatte so viele Hoffnungen und Träume, aber sie alle wurden mir genommen. Wir haben nur ein Leben, und ich habe so viele Jahre davon vergeudet.

All meine Beziehungen sind gescheitert, ich habe keine Freunde, ich habe keine Lebensfreude, ich sehe nur dunkle Tunnel, ich bin eine Einsiedlerin, ich gehe nicht weg, ich lebe nicht wirklich. Es gibt nur mich und meine vier Wände. Ich wohne immer noch bei meinen Eltern, was sehr schwer für mich ist. Ich war einmal ein positiver, quirliger, kontaktfreudiger, glücklicher Mensch, doch mit jedem Jahr werde ich negativer, zorniger, frustrierter und meine Depressionen werden extremer. Ich bin in meiner eigenen Haut gefangen. Alles, was ich mir wünsche, ist frei von meinem Geist und meinem Körper zu sein, und die einzige Möglichkeit, die ich dafür sehe, ist, mein Leben zu beenden. Ich weiß, dass das drastisch klingen mag, aber ich halte dieses ewige Auf und Ab nicht mehr aus, und so scheint das die einzige Lösung zu sein.

Ich nehme an, das ist ein Hilferuf, und ich habe das Gefühl, Sie sind meine einzige Chance auf Rettung, und ich hoffe verzweifelt auf Hilfe. Ich glaube, dass ich keine Tränen mehr habe und ich habe auch keine Energie mehr für einen weiteren dunklen Tag.

In Dankbarkeit und Hoffnung,
Ihre (der Name ist dem Autor bekannt)

Was für eine tragische Geschichte! Diese Patientin leidet eindeutig an einer Östrogendominanz, worauf ihre Krämpfe, das Brustspannen, die Endometriose und der geblähte Bauch hinweisen – und all das ist einem Progesteronmangel geschuldet. Ihre Ärzte verordneten ihr die „Pille" in verschiedenen Varianten, Dreimonatsspritzen und eine Hormonspirale – die alle die körpereigene Progesteronbildung unterbinden. Infolgedessen rutschte sie von einem geringen Progesteronspiegel auf Null, was ihre Symptome im Zusammenhang mit der Östrogen- und der Adrenalindominanz verschlimmerte. Und zu allem Unglück verschrieb man ihr auch noch große Mengen Östradiol, das stärkste Östrogen, das ihre östrogenbedingte Endometriose weiter verschärfte.

Da nur wenige Ärzte den Zusammenhang zwischen PMDS und Adrenalin kennen, konnten niemand erkennen, dass der Adrenalinüberschuss für ihre Stimmungsschwankungen, Wutanfälle, Depressionen, die Gewichtszunahme sowie für die Schmerzen aufgrund einer Fibromyalgie verantwortlich war.

Diese Frau hat viele Jahre um Hilfe gefleht, doch niemand hörte ihr zu und daher konnte kein Arzt erkennen, welches Wissen ihnen fehlte, um ihr zu helfen. Leider wird es solche Geschichten weiterhin geben, bis die Patienten eines Tages wütend genug sind, um von ihren Ärzten eine andere Behandlungsmethode einzufordern. Oder um es mit dem französischen Philosophen Voltaire zu sagen:

Ärzte geben Medikamente, von denen sie wenig wissen,
in Menschenleiber, von denen sie noch weniger wissen,
zur Behandlung von Krankheiten,
von denen sie überhaupt nichts wissen.

Kapitel 7
Fen-Phen: Die andere Seite der Medaille

Fen-Phen – die Kombination von Fenfluramin und Phentermin, zweier generischer Medikamente zum Abnehmen –, war ein kurzlebiges Phänomen in der Geschichte der Medizin. Als es 1997 von der FDA vom Markt genommen wurde, nahmen 29 Millionen Amerikaner diese Medikamentenkombination ein und Behandler aller Fachrichtungen, auch Hausärzte, Orthopäden, Psychiater und Chirurgen, verschrieben es. Ich habe Fen-Phen in dieses Buch aufgenommen, weil meiner Ansicht nach keine andere Kombination den Adrenalin- und den Insulinspiegel so enorm gesenkt hat.

Doch zuerst ein wenig Hintergrundinformation: Dr. med. Michael Weintraub, dessen Verdienst die Kombination dieser beiden Medikamente zur Gewichtskontrolle ist, dachte, dass dadurch ihre Wirksamkeit erhöht und zugleich ihre Nebenwirkungen gesenkt würden. In seinem im Mai 1992 in der Fachzeitschrift *Clinical Pharmacology and Therapeutics* erschienenen 65-seitigem Artikel beschreibt er die bemerkenswerten Ergebnisse einer Studie zur Gewichtsreduktion, die er mit Fen-Phen durchgeführt hatte.

Schon bald nach Erscheinen des Artikels begannen Schlankheitskliniken, dieses Kombipräparat einzusetzen und reproduzierten seinen Erfolg. Die Medien bekamen Wind davon und prägten den Begriff „Fen-Phen".

Fast über Nacht schossen überall in den USA Kliniken wie Pilze aus dem Boden, und Ärzte aller Fachrichtungen begannen es zu verschreiben. Das Problem war, dass nur sehr wenige Ärzte wirklich wussten, wie sie es verschreiben oder richtig dosieren sollten.

Da Phentermin und Fenfluramin Generika waren – das heißt, sie unterlagen keinem Patentschutz mehr –, wurden sie von den Pharmakonzernen nicht mehr vertrieben. Damit fiel die häufigste Möglichkeit weg, wie Ärzte erfahren, welche Dosierung eines Medikaments angemessen ist, nämlich durch einen Pharmavertreter des Herstellerunternehmens. Stattdessen beriefen sie sich auf die *Rote Liste*, die die übliche Einzeldosierung für jedes Medikament angab – 30 mg täglich für Phentermin und 20 mg für Fenfluramin dreimal täglich. Es gab jedoch keinen Hinweis zur Dosierung für die Kombination der beiden Präparate. Mangels besserer Informationen verschrieben die Ärzte einfach die Einzeldosis für jedes Medikament – was schließlich zum Aus für Fen-Phen führte.

Inzwischen brachte A. H. Robbins, das Pharmaunternehmen, das Fenfluramin unter dem Namen Pondimin hergestellt hatte, ein neues Medikament namens Redux zum Abnehmen heraus, das Pondimin, dessen Patentschutz abgelaufen war, ersetzen sollte. Es liegt auf der Hand, dass das Unternehmen Fen-Phen vom Markt vertreiben wollte, da es dem Verkauf von Redux erheblich in die Quere kommen konnte.

Rückwirkend betrachtet war die Entscheidung für die Entwicklung von Redux überhaupt nicht sinnvoll. Es handelte sich um dieselbe chemische Substanz, lediglich mit stärkerer Wirkung. Und wie Pondimin war das Medikament als Monopräparat keine große Hilfe beim Abnehmen, außerdem hatte es schwerwiegende Nebenwirkungen, zum Beispiel eine pulmonale Hypertonie (durch eine Erhöhung des Gefäßwiderstandes erhöht sich der Blutdruck im Lungenkreislauf; Anm. d. Übers.).

A. H. Robbins finanzierte eine Studie, deren Hauptzweck es war, Fen-Phen aus dem Feld zu schlagen. USA-weit wurden 24 Frauen zusammengetrommelt, die Fen-Phen in hoher Dosierung einnahmen, manche nahmen sogar das 18-Fache der korrekten Dosis. Bei vielen dieser Frauen stellte man Schäden an den Herzklappen fest. Aufgrund dieser (absichtlich) fehlerhaften Studie, nahm die FDA Fenfluramin sofort vom Markt und Redux ebenfalls, was A. H. Robins eigentlich hätte vorhersehen können. Das Unternehmen hat sich letztendlich selbst ein Bein gestellt.

Meines Wissens war dies die einzige Fen-Phen-Studie, bei der je eine Schädigung der Herzklappen nachgewiesen wurde. Zwischen 1992 und 1997 (dem Jahr, als Fen-Phen vom Markt genommen wurde), waren nur fünf Todesfälle auf dieses Kombipräparat zurückzuführen. Das ist minimal, gemessen an den Hunderttausenden von Todesfällen durch nicht-steroidale Entzündungshemmer (NSAR) wie Vioxx und Ibuprofen oder Diabetesmittel wie Avandia – Medikamente, die immer noch im Umlauf sind oder erst nach vielen Jahren, in denen die FDA die von ihnen verursachten Todesfälle ignoriert hatte, vom Markt genommen wurden.

Weintraub lieferte im Epilog zu seinem 65-seitigen Artikel die richtige (und sichere) Dosierung von Fen-Phen. Er kommentiert dort, dass die Dosierung, die er in der ursprünglichen Studie verwendete, zu hoch war, das Programm nach Beginn der Studie aber nicht mehr geändert werden konnte. In der Studie empfahl er eine Dosierung von 30 mg Phentermin täglich und 20 mg Fenfluramin dreimal täglich. Nach Studienbeginn wurde ihm jedoch schnell klar, dass es nur 15 mg Phentermin und 20 mg Fenfluramin, beides jeweils einmal täglich, hätten sein sollen. Es scheint, dass, wenn überhaupt, diese Information nur bei wenigen Ärzten ankam.

Das Problem bei einer unnötig höheren Dosierung von Fen-Phen bestand darin, dass eine Komponente, das Phentermin, den Appetit unterdrückte, während die andere, Fenfluramin, die Gelüste beseitigte. Waren beide zu hoch dosiert, hörten die Leute auf zu essen, ihr Stoffwechsel kam zum Stillstand und sie nahmen nicht ab. In der folgenden Woche gingen sie wieder zum Arzt und sagten: „Ich nehme nicht ab", und meist verschrieb dieser dann eine höhere Dosis. Dieses Szenario wiederholte sich manchmal jede Woche – kein Wunder, dass es zu Überdosierungen kam.

Wurde Fen-Phen jedoch korrekt verabreicht, gab es nichts Besseres zum Abnehmen, und ich vermute, es wird auch nie etwas Besseres geben. Da die eine Komponente den Appetit zügelte und die andere die Gelüste beseitigte, hatten die Patienten die totale Kontrolle über ihr Essverhalten, was die Gewichtsreduzierung sehr begünstigte. Außerdem würde ich das korrekt dosierte Fen-Phen hinsichtlich seiner Sicherheit fast jedem heute auf dem Markt befindlichen Medikament vorziehen.

> **Wurde Fen-Phen korrekt verabreicht, gab es nichts Besseres zum Abnehmen, und ich vermute, es wird auch nie etwas Besseres geben.**

Der Hauptgrund dafür, dass Fen-Phen zu einem erheblichen Gewichtsverlust führte, lag, so nehme ich an, in der offensichtlich einzigartigen Fähigkeit von Fenfluramin, die Wirkung von Insulin zu senken, das, wie Sie wissen, das wichtigste Hormon ist, das Zucker in Fett umwandelt und die Freisetzung von Fett aus den Fettzellen verhindert. Solange diejenigen, die Fen-Phen einnahmen, nicht aufhörten zu essen, konnten sie Fett verbrennen und abnehmen.

Wie sich herausstellte, beseitigte Fen-Phen meist innerhalb von 24 Stunden nicht nur das Verlangen nach Essen, sondern auch nach Alkohol, Zigaretten, Kokain und Heroin. Manchmal verschrieb ich Fen-Phen einfach, damit ein Patient sich das Rauchen abgewöhnte – was hundertprozentig funktionierte –, und die Gewichtszunahme, zu der es im Allgemeinen kommt, wenn man aufhört zu rauchen, blieb aus.

Die kombinierte Einnahme von Phentermin und Fenfluramin senkte den Blutdruck, beseitigte Migräne und, sehr bemerkenswert, befreite von Asthma, Depressionen und ADHS. Auch Diabetiker konnten ihre Medikamente absetzen. Ich stellte tatsächlich fest, dass Fen-Phen diese Krankheiten erfolgreicher beseitigen konnte als jedes andere auf dem Markt befindliche Medikament.

Es scheint, dass Fen-Phen dazu beitragen hat, nicht nur die Wirkung des Insulins, sondern auch des Adrenalins zu verhindern. Ich vermute, es kam seltener zu einer Hypoglykämie, weil die Insulinwerte nicht schwankten, und das bedeutete, es wurde weniger Adrenalin freigesetzt, um den Blutzuckerspiegel anzuheben. Da der Adrenalinspiegel sank, sank auch der hohe Blutdruck und ADHS ging zurück. Als Einzelpräparate eingenommen, konnten Phentermin und

Fenfluramin den Blutdruck erhöhen, die Kombination der beiden senkte ihn jedoch sogar.

Leider scheint die hauptsächliche Aufgabe der FDA oft eher darin zu bestehen, die Pharmakonzerne zu schützen als die Verbraucher zu begünstigen. Fen-Phen, ich erwähnte es bereits, wurde aufgrund einer Studie vom Markt genommen, an der nur 24 Frauen teilnahmen, bei denen das Medikament extrem hoch dosiert war – die Studie ist ganz eindeutig verfälscht. Tatsächlich ging eine ausgesprochen geringe Anzahl von Todesfällen auf das Konto dieser Medikamentenkombination und in der richtigen Dosierung kam es nur zu sehr wenigen Nebenwirkungen.

> **Fen-Phen wurde aufgrund von Bedenken wegen seiner Wirkung auf die Herzgesundheit vom Markt genommen, doch ich kenne keine Medikamentenkombination, die tatsächlich besser für das Herz wäre.**

Vergleichen Sie das mit dem seit 2006 auf dem Markt befindlichen Präparat Champix zur Raucherentwöhnung, das das Herzinfarkt- und Schlaganfallrisiko nachweislich um 72 Prozent erhöht. Mit anderen Worten, einer von 28 Nutzern wird davon betroffen sein. Champix führt auch zu unberechenbarem Verhalten sowie zu Depressionen und Suizidgedanken. Aufgrund dessen ist der Beipackzettel von Champix seit 2009 mit einer schwarz umrahmten Warnung wegen schwerwiegender Nebenwirkungen versehen (in den USA ist diese sogenannte „Black-Box-Warnung" eine gültige Methode; Anm. d. Übers.), und seit 2011 wurden ihm mehr als 150 Selbstmorde zugeschrieben. Trotzdem ist es immer noch auf dem Markt.

Fen-Phen wurde aufgrund von Bedenken wegen seiner Wirkung auf die Herzgesundheit vom Markt genommen, doch ich kenne keine Medikamentenkombination, die tatsächlich besser für das Herz wäre. Fen-Phen half den Menschen, sich das Zigarettenrauchen abzugewöhnen, senkte den Blutdruck, beseitigte Typ-2-Diabetes, reduzierte Stress und war die erfolgreichste nicht-operative Behandlung, die es je zum Abnehmen gab.

Ich befasste mich sechs Monate lang mit dieser Medikamentenkombination, bevor ich sie Patienten verschrieb. Der erste Patient, dem ich sie verordnete, verlor 45 kg in drei Monaten – bei nur minimalen Veränderungen seiner Essgewohnheiten.

In der heutigen Zeit der epidemisch verbreiteten Fettleibigkeit könnte es sich für die Ärzteschaft lohnen, die positiven Aspekte von Fen-Phen noch einmal zu überprüfen. Dafür wäre eine erneute Studie, eine ehrliche Neubewertung seiner Sicherheit und Wirksamkeit und eine Wiederzulassung durch die FDA erforderlich.

Vor nicht allzu langer Zeit wurde auf diese Weise ein Medikament wiederzugelassen, ein Hypnotikum namens Thalidomid. In den 1950er- und 1960er-Jahren war es (bei uns unter dem Namen Contergan; Anm. d. Übers.) schwangeren Frauen als Schlafmittel verschrieben worden, das jedoch zu massiven Missbildungen im Mutterleib führt und später wieder vom Markt genommen wurde. In der Folge stellte man jedoch fest, dass es sich hervorragend für den Einsatz gegen Abstoßungsreaktionen bei transplantierten Patienten eignete.

Falls Fen-Phen jemals wieder zugelassen wird, muss man dafür sorgen, dass es richtig dosiert wird. Vielleicht könnten die NIH (National Institutes of Health, die „Nationalen Gesundheitsinstitute") ja Gelder für eine Studie zur Verfügung stellen, die eine Behandlung von krankhaft Fettleibigen untersucht. Ich bezweifle, dass die Pharmakonzerne Interesse an der Durchführung solcher Studien hätten, da Phentermin und Fenfluramin nicht erneut patentfähig sind.

Vielleicht sollte auch die Ärzteschaft endlich die Tatsache akzeptieren, dass die gegenwärtigen Empfehlungen zur Gewichtskontrolle bzw. zum Abnehmen nicht funktionieren. Der operative Eingriff sollte nicht das Mittel der Wahl sein. Da Fettleibigkeit inzwischen mehr als Krankheit denn als Essproblem gilt, könnte der Gedanke einer medikamentösen Behandlung auch eher auf Akzeptanz stoßen. Beseitigt ein Medikament zum Abnehmen auch Bluthochdruck, Asthma, Migräne, Substanzabhängigkeit, ADHS und Depressionen – umso besser.

Interessanterweise sind wegen der Wirkung auf Insulin und Adrenalin viele der klinischen Ergebnisse von Fen-Phen auch mit bioidentischer Progesteroncreme zu erzielen. Sie hilft ebenfalls beim Abnehmen, wenn die Wirkung auch nicht so tief greifend ist wie bei Fen-Phen.

Kapitel 8
Nebennierenerschöpfung – oder doch nicht?

Die Diagnose Nebennierenerschöpfung wird hauptsächlich in der alternativen Medizin gestellt, meist unter naturheilkundlich orientierten Ärzten. Sie beruht auf der Theorie, dass funktionseingeschränkte Nebennieren nicht mehr ausreichend Cortisol bilden können. Zur Behandlung gehört neben der Umstellung der Ernährung, der Wahl der richtigen Essenszeit und ausreichend Ruhe oft auch die Verschreibung von Cortisol.

Hinsichtlich der Diagnose und Behandlung bereiten mir zwei Dinge Sorgen: Erstens ist die Nebennierenerschöpfung eventuell sogar eine Adrenalindominanz, also eher der Zustand einer Überfunktion als einer Unterfunktion der Nebennieren. Zweitens, wenn man bei einem Zustand, der möglicherweise bereits mit einem hohen Cortisolspiegel einhergeht, zusätzliches Cortisol verschreibt, kann das unbeabsichtigte Folgen haben. Unsachgemäß verabreichtes Cortisol kann durch eine Erhöhung des Zucker- und Insulinspiegels zu einer nicht beabsichtigten Gewichtszunahme führen. Es kann auch Osteoporose, Katarakte, Magengeschwüre, Muskelschwund und Hirnschäden verursachen.

In seinem Buch *Grundlos erschöpft? Nebennieren-Insuffizienz – das Stress-Syndrom des 21. Jahrhunderts*[*], zählt der naturheilkundliche Arzt Dr. James Wilson eine Reihe von Symptomen auf, die auf eine Nebennierenerschöpfung hinweisen. Dazu gehören:

---

[*] James L. Wilson: *Grundlos erschöpft? Nebennieren-Insuffizienz – das Stress-Syndrom des 21. Jahrhunderts*, München: Goldmann Verlag, 2011

- Müdigkeit, die sich durch Schlaf nicht bessert,
- Einschlaf- und Durchschlafstörungen,
- verminderte Stresstoleranz,
- Depressionen,
- vermehrte Fälle von PMS bei Frauen,
- Zunahme der Symptome bei ausgelassenen Mahlzeiten,
- Konzentrationsprobleme mit Gedächtnislücken,
- niedrigere Toleranzschwelle, leichte Reizbarkeit,
- niedriger Energiepegel zwischen 15 und 16 Uhr,
- Schwierigkeiten, sich auf eine Sache zu konzentrieren,
- leichte Erregbarkeit, die zu Herzklopfen führt,
- Angstattacken,
- Unterzuckerzustände,
- Gewichtszunahme.

Wie wir in diesem Buch gelesen haben, kann ein Adrenalinüberschuss jedes dieser Symptome verursachen oder dazu beitragen.

> Hängt eine Nebennierenerschöpfung mit einem Cortisolmangel oder einem Adrenalinüberschuss zusammen? Die Unterscheidung ist wichtig, da die beiden Krankheitsbilder unterschiedlich behandelt werden.

Hängt eine Nebennierenerschöpfung nun mit zu wenig Cortisol oder mit zu viel Adrenalin zusammen? Die Unterscheidung ist wichtig, da jedes Krankheitsbild anders behandelt wird. Meist können Symptome, die mit einem Adrenalinüberschuss zu tun haben, größtenteils innerhalb von 24 Stunden gelindert werden. Probleme im Zusammenhang mit einer Nebennierenerschöpfung sind komplexer, denn es kann Monate dauern, bis eine Nebenniereninsuffizienz ausgeheilt ist.

Ich vermute, dass eine Adrenalindominanz unter anderem deshalb mit einer Nebennierenerschöpfung verwechselt werden kann, weil ein niedriger Cortisolspiegel im Speichel oft als Indikator für eine Nebennierenerschöpfung gilt. Ich habe jedoch beobachtet, dass Patienten mit einem niedrigen Speichel-Cortisolspiegel oft einen hohen Blut-Cortisolspiegel haben. Ein erhöhter Cortisolspiegel in einer morgendlichen Blutprobe geht fast immer mit einem hohen Adrenalinspiegel einher. Ich halte einen hohen morgendlichen Blut-Cortisolspiegel tatsächlich für den besten Indikator eines hohen Adrenalinspiegels. (Meiner Ansicht nach könnte sogar jeder Cortisolwert über 11,5 µg/dl als erhöht gelten.)

Ich glaube, dass diese deutliche Diskrepanz zwischen einem hohen Cortisolwert im Blut und einem niedrigen Cortisolwert im Speichel damit zusammenhängt, dass Adrenalin zur Verengung der Blutgefäße beiträgt. Zum Beispiel ist ein Adrenalinüberschuss, nicht eine Schilddrüsenunterfunktion, die häufigste Ursache von kalten Händen und Füßen. Die Vasokonstriktion – die Verengung der Blutgefäße – im Auge kann zu einem Glaukom führen (das oft mit Betablocker-haltigen Augentropfen behandelt wird) und die Verengung der Vestibulararterie im Nacken kann Tinnitus (Ohrgeräusche) verursachen. In ähnlicher Weise könnte die Verengung der Blutgefäße in den Speicheldrüsen vielleicht die Durchblutung in diesem Gebiet drosseln und zu einem niedrigen Cortisolwert in den Speicheldrüsen selbst führen (sowie zu Mundtrockenheit, die häufig bei Menschen mit Angstzuständen vorkommt).

> Es scheint sinnvoller, Patienten anfangs so zu behandeln, als hätten sie eine Adrenalindominanz.

Aus diesen Gründen wäre es vielleicht sinnvoller, Patienten anfangs so zu behandeln, als hätten sie eine Adrenalindominanz, anstatt gleich Cortisol zu verschreiben, ein starkes Hormon, das sie unter Umständen gar nicht brauchen. Da überschüssiges Adrenalin so schnell auf das in diesem Buch vorgestellte Programm reagiert, kann es zur Diagnosestellung eingesetzt werden. Werden die Symptome eines Patienten durch eine Adrenalindominanz verursacht, verschwinden oder bessern sie sich zumindest innerhalb von 24 Stunden. Ist das nicht der Fall, kann man die Möglichkeit einer Nebennierenerschöpfung in Betracht ziehen.

Cortef, das in den USA am häufigsten verwendete Medikament zur Behandlung einer Nebennierenerschöpfung, erhöht den Cortisolspiegel. (Es ist in der Schweiz unter dem Namen Solu-Cortef im Handel; in Deutschland und Österreich gibt es zahlreiche andere Präparate; Anm. d. Übers.) Nach Beginn der Behandlung fühlen sich Patienten oft besser. Das mag daher kommen, dass das Medikament auch den Blutzuckerspiegel erhöht und der Körper deshalb nicht mehr so viel Adrenalin ausschütten muss. Es kann auch als Antidepressivum wirken. So kann der Anschein entstehen, dass es hilft, obwohl die Situation eventuell sogar verschlimmert wird.

Ein Warnhinweis: Wenn eine morgendliche Blutuntersuchung ergibt, dass der Patient einen zu niedrigen Cortisolspiegel hat, und wenn sein DHEA-S-Spiegel (Dehydroepiandrosteron-Sulfat, ein von den Nebennieren gebildetes Hormon) auch extrem niedrig ist, wäre es wahrscheinlich angebracht, ihn zur Behandlung an einen Endokrinologen zu überweisen, da der Verdacht auf Morbus Addison besteht. Hierbei dabei handelt es sich tatsächlich um eine echte Nebennierenerschöpfung.

KAPITEL 9

Der Umgang mit dem Adrenalinüberschuss

In diesem Kapitel gehe ich auf die Besonderheiten der Behandlung eines Adrenalinüberschusses ein. Dieses Programm führt in kürzester Zeit zu einer Besserung von Krankheiten und Beschwerden, die durch eine Adrenalindominanz verursacht werden, oft schon innerhalb von 24 Stunden. Mit seinen beiden hauptsächlichen Komponenten – der Progesteroncreme und einer entsprechend ausgewogenen Ernährung – werden wir uns gesondert befassen. (Die Empfehlungen für den Speiseplan finden Sie im Anhang.) Beide sind für die Senkung des Adrenalinspiegels unverzichtbar, obwohl sie unterschiedliche Funktionen haben. Progesteron wirkt auf Insulin und senkt dadurch den Adrenalinspiegel indirekt. Die einzige Möglichkeit ihn direkt zu senken, besteht darin, das Gehirn dauerhaft mit ausreichend Energie zu versorgen, damit der Körper aufhört, Adrenalin freizusetzen. Das geschieht durch die Ernährung.

> Dieses Programm führt in kürzester Zeit zu einer Besserung von Krankheiten und Beschwerden, die durch eine Adrenalindominanz verursacht werden, oft schon innerhalb von 24 Stunden.

Da Neurotransmitterschwankungen über einen längeren Zeitraum zu Schäden im Gehirn führen können, habe ich auch einige empfehlenswerte Nahrungsergänzungen in dieses Kapitel aufgenommen, die sich positiv auf die Gesundheit des Gehirns auswirken. Der letzte

Abschnitt beleuchtet die Ernährung und die Nahrungsergänzungen für Kinder mit ADHS und Autismus.

Ernährungstherapie: Ein Speiseplan

Die Bedeutung der Ernährung bei der Behandlung eines Hyperadrenalismus kann gar nicht hoch genug eingeschätzt werden. Siebzig Prozent einer erfolgreichen Senkung des Adrenalinspiegels gehen auf ihr Konto und man kommt nicht daran vorbei, wenn man sich mit allen im Buch genannten Krankheiten und Beschwerden befasst, den „positiven", den „negativen" und den „hässlichen" Manifestationen eines Adrenalinüberschusses. Meiner Ansicht nach kann man davon ausgehen, dass jeder, der von einer oder mehreren seiner „negativen" oder „hässlichen" Ausprägungen betroffen ist, auch eine ihrer „positiven" Aspekte zeigt: die typische, die kreative oder die gemischte Form von ADHS.

Das Grundkonzept der Ernährung zur Senkung des Adrenalinspiegels ist auf die ständige Energieversorgung des Körpers, insbesondere des Gehirns, ausgerichtet. Es beruht auf dem glykämischen Index (GLYX), der Nahrungsmittel danach klassifiziert, wie schnell und bis zu welcher Höhe sie den Blutzuckerspiegel und infolgedessen den Insulinspiegel anheben. Eine praktische Auflistung des glykämischen Index bestimmter Nahrungsmittel finden Sie in Anhang B.

> Das Grundkonzept des Ernährungsplans zur Senkung des Adrenalinspiegels ist auf die ständige Energieversorgung des Körpers, insbesondere des Gehirns, ausgerichtet.

Ein Nahrungsmittel mit einem hohen glykämischen Index wird schnell verdaut und setzt rasch Zucker in den Blutstrom frei, das heißt, es sorgt aufgrund der abwechselnd hohen Werte von Zucker oder Insulin für einen „Jojo-Effekt" beim Blutzuckerspiegel. Beispiele hoch glykämischer Nahrungsmittel sind raffinierter Zucker, Weißmehl, viele Obstsorten und alle daraus hergestellten Produkte.

Nahrungsmittel, deren glykämischer Index als niedrig eingestuft wird, werden langsamer verdaut und setzen den Zucker allmählich frei, sodass eine entsprechende Ernährung nicht zu einem Jojo-Effekt führt und der Adrenalinspiegel unter Kontrolle bleibt. Zu den niedrig glykämischen Nahrungsmitteln zählen Vollkorngetreide und Hülsenfrüchte, Gemüse, einige Obstsorten und unverarbeitete Nahrungsmittel.

Außerdem enthält der Ernährungsplan zur Senkung des Adrenalinspiegels gesunde Fette, gute Proteine und genügend Wasser. Ich empfehle, auch extra natives Kokosöl in die Ernährung aufzunehmen. Nach traditioneller Vorstellung galt Zucker in Form von Glukose immer als die einzige Energie, die das Gehirn benötigt. Vor Kurzem hat man jedoch entdeckt, dass Ketonkörper eine noch wirksamere Energiequelle für das Gehirn sein könnten. Ketonkörper werden aus mittelkettigen Triglyceriden (MTC) gebildet, die in Kokos- und Palmöl vorkommen. Sie sind wichtig, um die Insulinresistenz im Gehirn (Diabetes Typ 3) zu senken und können dazu betragen, Alzheimer zu verhindern und in manchen Fällen sogar ganz erheblich abzumildern.

Wie wichtig es ist, hoch glykämische Nahrungsmittel zu meiden, um das überschüssige Adrenalin unter Kontrolle zu halten, wird an der Geschichte des neunjährigen Jose mit der typischen Form von ADHS deutlich, den wir in Kapitel 4 schon kennengelernt haben. Seine Mutter brachte ihn zu mir und wandte auch die Progesteroncreme an, die ihm so gut half. Sein Vater war jedoch nicht davon überzeugt, dass die richtige Ernährung an der Besserung von Joses Zustand beteiligt sein sollte.

Eines Tages ging er mit ihm in ein Pfannkuchen-Lokal. Jose bestellte Pfannkuchen und Waffeln und ertränkte sie in Unmengen von süßem Sirup. Kurz danach sprang er auf und begann, die Teller von den Nachbartischen auf den Boden zu werfen. Er entdeckte den Getränkespender und fing an, Limonade in sich hineinzuschütten. Er verursachte solch einen Aufruhr, dass schlussendlich sogar die Polizei gerufen wurde. So erlebte der Vater sozusagen live und in Farbe mit, dass Jose raffinierten Zucker weder essen noch trinken konnte, ohne dass es bei ihm zur Ausschüttung großer Mengen Adrenalin kam.

Den kompletten, für Menschen mit einem Adrenalinüberschuss konzipierten Speiseplan finden Sie in Anhang A. Diese Ernährungsratschläge sind für alle Menschen geeignet, auch für Übergewichtige, die abnehmen wollen.

Für den Umgang mit einem Adrenalinüberschuss ist es zwar wichtig, *was* man isst, doch ebenso wichtig ist es, *wann* man isst. Für jemanden mit ADHS, egal welcher Form, wäre es ideal, alle drei Stunden zu essen, also über den Tag verteilt insgesamt fünf kleine Mahlzeiten zu sich zu nehmen.

Bei Menschen mit der kreativen Form von ADHS ist diese Zeiteinteilung von besonderer Bedeutung. Sie müssen oft essen, denn ihr Gehirn ist vergleichsweise aktiver. Wie wir gesehen haben, braucht das Gehirn mehr Energie als jeder andere Körperteil – und das kreative Gehirn, auch das wissen Sie bereits, braucht wesentlich mehr Energie als ein „normales". Daher reagieren Menschen mit einem kreativen Gehirn zittrig und reizbar, wenn sie zu lange nichts zu essen bekommen. Das ist natürlich eine der Wirkungen von Adrenalin. Aus diesem Grund sind häufige kleinere Mahlzeiten, etwa alle drei bis vier Stunden, für sie wichtig. Die Zufuhr von niedrigglykämischen Kohlenhydraten in der beschriebenen Weise ist hier am sichersten und am einleuchtendsten.

> **Bei Menschen mit der kreativen Form von ADHS ist diese Zeiteinteilung von besonderer Bedeutung. Sie müssen oft essen, denn ihr Gehirn ist aktiver, braucht also mehr Energie.**

Es kann nicht genug betont werden, dass das Frühstück für Menschen mit gesundheitlichen Problemen, die durch eine Adrenalindominanz verursacht werden, besonders wichtig ist. Und es muss aus Proteinen und niedrigglykämischen Kohlenhydraten in einem ausgewogenen Verhältnis bestehen. Das mag anfangs eine Herausforderung sein, da ein Adrenalinüberschuss zu Appetitlosigkeit führen kann, sodass diese Menschen eventuell gewohnt sind, das Frühstück auslassen. Nehmen sie ihre erste Mahlzeit jedoch erst mittags zu sich, heißt das, dass Gehirn und Muskeln mindestens 16 Stunden lang nicht mit

Energie versorgt wurden. Infolgedessen „leben" solche Menschen sehr wahrscheinlich „von Adrenalin", das heißt, sie hängen in der Insulin-Zucker-Adrenalin-Schleife fest, die ihren Adrenalinspiegel auf hohem Niveau hält. Halten sie sich jedoch an die hier dargestellten Programme, sinkt er nachts erheblich und sie können wieder mit Appetit frühstücken.

> Das Gehirn braucht mehr Energie als jeder andere Körperteil, und das kreative Gehirn braucht wesentlich mehr Energie als ein „normales".

Für manche Menschen ist es auch wichtig, direkt vor dem Zubettgehen noch einen niedrigglykämischen Snack zu sich zu nehmen, damit das Gehirn auch während der Nacht mit genügend Energie versorgt wird. Ein solches „Betthupferl" ist dann empfehlenswert, wenn nachts folgende Symptome auftreten: Hin- und Herwälzen, das Restless-Legs-Syndrom, Zähneknirschen, Hitzewallungen, nächtliches Aufwachen oder nächtlicher Toilettengang.

Wer von der gemischten ADHS-Form betroffen ist, also Merkmale beider Formen zeigt, muss sich an die bei der kreativen Form empfohlenen Essenszeiten halten, da sein Gehirn ebenfalls große Mengen Energie braucht.

Hormonbehandlung: Progesteron

Richtig angewandt ist Progesteroncreme unverzichtbar, um einen Adrenalinüberschuss in den Griff zu bekommen; sie macht 30 Prozent des Behandlungserfolges aus. (In Deutschland ist sie verschreibungspflichtig und in unterschiedlichen Stärken erhältlich. Eine individuelle Zubereitung durch die Apotheken nach ärztlicher Verordnung, wie das in den USA über die sogenannten Compounding Pharmacies gang und gäbe ist, ist bei uns zwar noch nicht überall die Regel, in immer mehr Apotheken aber möglich. Hier ist das Gespräch mit dem Arzt sowie das Internet bei der Suche hilfreich.)

Wichtig ist, eine *bioidentische* Creme verschrieben zu bekommen, ihre Molekularstruktur muss mit der des vom menschlichen Körper selbst gebildeten Progesterons identisch sein. Sie wird aus einer natürlichen Quelle hergestellt, entweder aus Yams oder Soja.

Bioidentische Progesteroncreme ist ausgesprochen sicher. Von einer Progesteron-Überdosierung habe ich bei dieser Anwendungsform noch nie gehört. Manche Menschen reagieren allerdings allergisch auf Soja, sodass es bei ihnen durch eine bioidentische Creme auf Sojabasis lokal zu einem Ausschlag kommen kann.

> Bioidentische Progesteroncreme ist ausgesprochen sicher. Von einer Progesteron-Überdosierung habe ich bei dieser Anwendungsform noch nie gehört.

Anwendung: Wie viel, wann und wo?

Ich empfehle eine Anfangsdosis von 50 mg, dreimal täglich, die eine bis drei Minuten vor dem Frühstück, dem Mittagessen und dem Abendessen aufgetragen wird. Später kann die Dosierung bei Nachlassen der Symptome reduziert werden.

Ob die Dosis stimmt, erkennt man am besten daran, wie es dem Betreffenden geht. Sie sollten zwischen 15 und 16 Uhr oder im Auto oder nach dem Essen nicht mehr unterzuckert sein (und müde werden). Die Waage kann auch bereits nach unten zeigen. Handelt es sich um einen Adrenalinüberschuss, sollten Betroffene nun entspannter sein, besser schlafen und sich besser konzentrieren können sowie weniger reizbar sein. Bei Frauen in der Prämenopause sollten sich PMS, Menstruationskrämpfe sowie Brustspannen und Ähnliches deutlich verringert haben. Migräne und Asthma sollten nicht mehr bestehen.

Anmerkung der Übersetzerin: Amerikanische Cremes sollten den Zusatz „USP Progesterone" enthalten, der besagt, dass sie nach dem Arzneibuch der USA hergestellt wurden, da es in den den USA auch freiverkäufliche Cremes („wilder Yams-Extrakt") ohne diesen Hinweis gibt. Diese sollen – so der Autor – nicht verwendet werden, da der Körper den Yams-Extrakt nicht in Progesteron umwandeln kann.

Kommt es am Nachmittag noch immer zu Müdigkeit, wird die Creme eventuell zu den falschen Zeiten aufgetragen. Um den Insulinspiegel unter Kontrolle zu bringen, kann der Zeitpunkt entscheidend sein. Der Körper setzt Insulin frei, sobald die Nahrung im Mund ist, also muss das Progesteron bereits vor dem Essen im Blut zirkulieren. Da es dort nur sehr kurz verbleibt, empfehle ich die Anwendung der Creme, wie bereits erwähnt, eine Minute bis drei Minuten vor einer Mahlzeit. Das meiste Insulin schüttet der Körper am Nachmittag aus, daher ist die Anwendung der Progesteroncreme unmittelbar vor dem Mittagessen unter Umständen am wichtigsten.

> **Ob die Dosis stimmt, erkennt man am besten daran, wie es den Betroffenen geht.**

Für Menschen, die kreatives ADHS und Durchschlafschwierigkeiten haben, ist, auch das sei hier wiederholt, ein niedrigglykämischer Kohlenhydrat-Snack direkt vor dem Schlafengehen wichtig. Eine vierte Dosis der Progesteroncreme sollte dann eine Minute bis drei Minuten davor aufgetragen werden.

Am einfachsten ist sie wohl an der Innenseite der Unterarme anzuwenden. Sobald die Creme aufgetragen ist, sollte man sie durch Aneinanderreiben der Unterarme verteilen, damit sie entsprechend großflächig aufgenommen wird. Menschen mit Tinnitus (Ohrgeräuschen) oder Spannungskopfschmerzen empfehle ich die Anwendung der Creme auf dem Nacken. Wer unter Migräne leidet, stellt eventuell fest, dass der Kopfschmerz nach nur wenigen Minuten nach dem Auftragen auf den Unterarmen und auf der Stirn verschwunden ist.

Tragen Sie die Creme bitte nicht auf „gut gepolsterte" Stellen auf, zum Beispiel auf dem Bauch oder auf den Oberschenkelinnenseiten, dort ist die Fettschicht zu dick. Die Unterarme, der Nacken, die Wangen und der obere Brustbereich eignen sich besser, denn in diesen Bereichen ist die Haut dünn und gut durchblutet.

Der Progesteronspiegel im Gehirn ist einige Zeit nach dem Auftragen der Creme zwanzigmal höher als im restlichen Körper. Diese Affinität zum Hirngewebe erklärt, warum Progesteron eine so ausgeprägte Wirkung auf die Neurotransmitter im Gehirn hat und warum die Creme das Abschwellen bei traumatischen Gehirnverletzungen so wirksam unterstützt. Vielleicht sollten Football-Spieler, die häufig Kopfverletzungen ausgesetzt sind, sie routinemäßig anwenden.

Insbesondere der unglaublich hohe Progesteronspiegel während des zweiten und dritten Trimenons der Schwangerschaft unterstützt die Entwicklung des fetalen Gehirns. Ich hege die Hoffnung, dass Neonatologen eines Tages auf die Idee kommen, bei Frühchen bioidentische Progesteroncreme einzusetzen.

Besonderheiten bei der Anwendung von Progesteron

Im Großen und Ganzen wird die Creme ausnehmend gut vertragen. Progesteron kann jedoch die Körperfunktionen deutlich beeinflussen, und Menschen reagieren tendenziell unterschiedlich auf Hormone. Daher kann es bei manchmal zu Nebenwirkungen kommen. Falls sie auftreten, sind sie meiner Erfahrung nach meist vorübergehend. Ein wesentlicher Vorzug bioidentischer Cremes ist, dass man die Dosis leicht anpassen oder das Anwendungsgebiet ändern und so Nebenwirkungen verringern oder vermeiden kann.

Folgende Nebenwirkungen können auftreten:
- Kopfschmerzen und/oder Benommenheit (extrem selten)
- Akne (unüblich/selten)
- Müdigkeit (nur bei oraler Anwendung)
- Schmierblutungen oder stärkere Menstruationen
- Empfindliche Brustwarzen bei Frauen

In den meisten Fällen sorgt Progesteroncreme dafür, dass die ersten drei der als Nebenwirkungen aufgezählten Beschwerden verschwinden. Frauen, die unter östrogenbedingter Migräne leiden, mögen feststellen, dass ihre Kopfschmerzen in kürzester Zeit nach Anwendung von Progesteron verschwinden. In den seltenen Fällen, in denen Kopfschmerzen tatsächlich als Nebenwirkung des Hormons auftreten, empfehle ich, entweder die Dosis vorübergehend zu reduzieren oder die Creme am Innenknöchel aufzutragen, wodurch sich das Progesteron auf seinem Weg durch den Blutstrom schon an viele Rezeptorstellen anlagern kann, bevor es in den Kopf gelangt.

Akne, die durch einen erhöhten Testosteronspiegel ausgelöst werden kann, bessert sich oft durch die Anwendung von Progesteron, denn es kann die Testosteronproduktion bei den Frauen senken, die zu viel davon bilden. Bei Fällen von polyzystischem Ovarialsyndrom (PCOS) kann man das oft beobachten. Progesteron kann auch zu anderen Hormonen, einschließlich Testosteron verstoffwechselt werden, und so kann es zu Akne kommen. In einem solchen Fall würde ich die Dosis reduzieren oder die Patientin bitten, es ebenfalls auf den Knöchel aufzutragen. Die Nebenwirkung sollte schließlich abklingen. Bleibt das Problem bestehen, hilft eventuell ein Rezept über Spironolacton, 25–50 mg/tgl. Dieses Medikament kann die Testosteronbildung blockieren.

Müdigkeit ist eine seltene Nebenwirkung von Progesteron als Creme, kommt jedoch häufig bei oralen Darreichungsformen vor, beispielsweise auch bei der sublingualen Anwendung (unter der Zunge). Das liegt daran, dass orales Progesteron direkt in die Leber gelangt und dort in Allopregnanolon umgewandelt wird, das müde macht. Daher werden progesteronhaltige Weichkapseln immer zur Einnahme vor dem Zubettgehen verordnet. Als Creme beseitigt Progesteron jedoch meist die aufgrund von Unterzucker bestehende Müdigkeit, denn es reguliert den Insulinspiegel.

Da Progesteron die Ausschüttung von Adrenalin blockieren kann, kann es bei Menschen, die mit der Anwendung einer Progesteroncreme beginnen, eventuell zu einem spürbaren Energieverlust kommen, insbesondere, wenn die Betroffenen „von Adrenalin gelebt haben" (zum Beispiel Typ-A-Persönlichkeiten). Sind die Schilddrüsenhormonwerte auch erniedrigt, kann das überschüssige Adrenalin manchmal die typischerweise mit einer subklinischen Hypothyreose einhergehende Müdigkeit verschleiern. In diesem Fall kann es bei jemandem, der mit einer Progesteroncreme beginnt, zu erheblicher Müdigkeit kommen, die sich jedoch durch die zusätzliche Einnahme von Schilddrüsenhormonen beseitigen lässt.

Bei manchen Menschen hat das plötzliche Absinken des Adrenalinspiegels spektakuläre Auswirkungen auf den Körper, die mit dem „kalten", abrupten Entzug eines Psychopharmakums vergleichbar sind und zu unangenehmen Nebenwirkungen wie unstillbarem Weinen führen können. Ich habe das meist bei Menschen beobachtet, deren Adrenalinspiegel – das „Zorn- und Wuthormon" – sehr hoch war. Das Weinen ist höchstwahrscheinlich ein Ausdruck von Erleichterung und ein vorübergehendes Phänomen.

Selten zeigen Menschen einen Anstieg von Adrenalin-ähnlichen Symptomen wie Herzklopfen, Nervosität und Schlafprobleme. Der Grund dafür ist nicht geklärt. Es könnte sein, dass der Körper auf den plötzlichen Adrenalinabfall mit einer vermehrten Bildung des Hormons reagiert. Es könnte aber auch damit zu tun haben, dass das Progesteron die Insulinrezeptorstellen der Gehirnzellen blockiert, wodurch der Zuckerspiegel faktisch in diesen Zellen sinkt und dieser Umstand zur Freisetzung von Adrenalin führt, damit der Blutzuckerspiegel wieder steigt. In solchen Fällen empfehle ich die vorübergehende Reduzierung der Progesterondosis, damit der Körper sich langsamer daran gewöhnen kann, um sie dann allmählich bis auf ein wirksames Niveau zu steigern.

Kommt es bei einer Frau zu Beginn der Anwendung von Progesteroncreme zu Schmierblutungen oder wird die Periodenblutung stärker, ist das oft ein Zeichen dafür, dass die Gebärmutter gesundet. Diese Wirkungen lassen meist nach mehreren Monaten nach. In manchen Fällen kann sich Progesteron anfangs zu Östradiol (einer der drei Formen von Östrogen) abbauen, und dann muss man die Progesterondosis eventuell wirklich erhöhen, um den erhöhten Östrogenspiegel auszugleichen. Diese Nebenwirkung kommt häufiger bei Verwendung einer niedrig dosierten (2-prozentigen) freiverkäuflichen Progesteroncreme vor.

Frauen mit Kinderwunsch sollten mit der Einnahme das hormonelle Muster ihres normalen Menstruationszyklus nachahmen, das heißt, sie sollten an den Zyklustagen 1 bis 10 auf die Progesteroncreme verzichten.

Da sich um die Brustwarzen viele Progesteronrezeptorstellen befinden, ist bei manchen Frauen dieses Gebiet eventuell empfindlich, wenn sie die Progesteroncreme erstmalig auftragen. Man kann die Dosis halbieren, bis die Beschwerden verschwunden sind, und danach wieder zur vollen Dosierung zurückkehren.

Progesteron führt zur Apoptose, dem Zelltod, von Brustkrebszellen. Daher glaube ich, dass Frauen, die von einem Progesteronrezeptor-positiven Brustkrebs betroffen sind oder waren, sehr von Progesteron profitieren können. Die meisten Onkologen würden dem wahrscheinlich nicht zustimmen. Ihre Kenntnisse über Progesteron beschränken sich jedoch meist auf synthetische Progestine (Medroxyprogesteron), also progesteronähnliche Medikamente, die die gleichen Nebenwirkungen verursachen können wie Östrogen: Brustkrebs, Blutgerinnsel und Gewichtszunahme. Bioidentisches Progesteron, das sich im Körper ganz anders verhält als synthetische Progestine, hat keine dieser Nebenwirkungen.

Bemerkenswerterweise hat der Bundesstaat Kalifornien aus irgendeinem Grund entschieden, dass bioidentisches Progesteron Krebs verursacht. Und das, obwohl es in den 70 Jahren, in denen es auf dem Markt ist, nie einen Nachweis dafür gab. Die Ironie besteht darin, dass Östrogen eine bekannte Krebs verursachende Substanz ist, im Rahmen der Tiermast jedoch Injektionen damit vorgenommen werden (obwohl es gegen das Gesetz verstößt, Tieren zu diesem Zweck eine kanzerogene Substanz zu injizieren).

Ergänzungsmittel für ein gesundes Gehirn

Alle in diesem Buch besprochenen Hormone – Adrenalin, Progesteron, Cortisol und Insulin – beeinflussen die Aktivität des Gehirns beträchtlich. Sie üben eine starke Wirkung auf die Neurotransmitter im Gehirn aus, zum Beispiel auf Serotonin, GABA, Dopamin und Acetylcholin. Neurotransmitter sind chemische Botenstoffe, die für die

Art der Kommunikation zwischen den Neuronen (Gehirnzellen) verantwortlich sind. Sie nehmen Einfluss auf das Gedächtnis, die Stimmung, die Aufmerksamkeit und das Denken. Jeder einzelne Reiz von außen, der durch Berührung, Geruch, Sehen, Schmecken oder Hören wahrgenommen wird, führt zur Freisetzung von Neurotransmittern.

> Alle in diesem Buch besprochenen Hormone – Adrenalin, Progesteron, Cortisol und Insulin – üben eine starke Wirkung auf die Neurotransmitter aus, die für die Art der Kommunikation zwischen den Gehirnzellen verantwortlich sind.

Die Funktion der Gehirnzellen wird nicht nur von diesen chemischen Botenstoffen beeinflusst, sondern auch von den Membranen, die die Gehirnzellen umgeben. Die Zellmembranen stellen eine Schranke oder Pforte dar, die das Eindringen bestimmter schädlicher Substanzen in die Zelle verhindert und gleichzeitig benötigten Stoffen den Zutritt gewährt.

Wie für alle Bereiche des Körpers gilt auch hier, dass an der Gehirnfunktion beteiligte chemische Prozesse tendenziell reibungsloser ablaufen, wenn alles im Gleichgewicht ist. Diese wichtige Thematik wird in dem 2008 veröffentlichten, sehr empfehlenswerten Buch *The UltraMind Solution* (nur in englischer Sprache erhältlich) von Dr. Mark Hyman genau erklärt. Dr. Hyman legt dar, dass ein niedriger Dopaminspiegel mit Konzentrationsproblemen und einem verminderten Energieniveau einhergeht.

Bei Menschen mit ADHS und einer agitierten Depression wurde ein niedriger Dopaminspiegel festgestellt – eine Beobachtung, die eine Begründung für die Behandlung dieser Krankheitsbilder mit Medikamenten wie Ritalin liefert, das dem Adrenalin ähnlich ist.

Es erübrigt sich zu erwähnen, dass ich diesen Ansatz nicht befürworte, da solche Menschen meiner Meinung nach bereits unter einem zu hohen Adrenalinspiegel leiden, der eventuell ihre Dopaminbildung unterdrückt. In einem solchen Fall wäre es besser, den Adrenalinspiegel zu senken, um das Dopaminniveau zu erhöhen und die Konzentrationsfähigkeit des Patienten zu verbessern.

Dr. Hyman weist auch darauf hin, dass manche Patienten unter Umständen dopaminresistent sind, ein Problem, das durch die Ernährung und eine entsprechende Vitamin-Supplementierung behoben werden kann. Zur Unterstützung des Gehirnstoffwechsels gehört eine Kombination aus den richtigen Nahrungsergänzungsmitteln für die Gehirnzellen und den entsprechenden Aminosäuren, um die Neurotransmitter ins Gleichgewicht zu bringen. Eine detaillierte Besprechung aller vom Gehirn benötigten Nährstoffe würde den Rahmen dieses Buches sprengen. In den folgenden Abschnitten werden jedoch die wichtigsten besprochen, die zur Unterstützung der Gehirnfunktion erforderlich sind, und es werden einige grundsätzliche Empfehlungen zur Gesunderhaltung des Gehirns gegeben.

Fette

Gehirnzellen sind auf vier essenzielle Fette angewiesen, damit ihre Zellmembranen funktionieren: DHA (Docosahexaensäure), EPA (Eicosapentaensäure), Phosphatidylcholin und Phosphatidylserin. „Essenziell" heißt in diesem Zusammenhang, dass der Körper diese Substanzen nicht selbst bilden kann; sie müssen mit der Nahrung oder über Nahrungsergänzungen aufgenommen werden. Diese Fette oder Fettsäuren sind zur Bildung von Azetylcholin notwendig, einem für unsere kognitiven Fähigkeiten (Lernen) und das Gedächtnis erforderlichen Neurotransmitter. Ein geringer Spiegel von DHA und der anderen essenziellen Fettsäuren im Gehirn gehen mit einem Abbau der Denkleistung sowie mit der Entwicklung von Alzheimer einher. DHA und EPA kann man durch den Verzehr von Fisch oder die Einnahme von Fischöl zu sich nehmen, die beiden anderen am besten in Form von Nahrungsergänzungen:
- Phosphatidylserin: etwa 300 mg täglich
- Phosphatidylcholin: am besten in Form von L-alpha-Glycerylphosphorylcholin (alpha-GPC), bis zu 1200 mg täglich, aufgeteilt auf mehrere Einzeldosen.

Ein weiteres wichtiges Fett in Zusammenhang mit den Gehirnzellen ist Kokosöl. Bis vor Kurzem galt Zucker in Form von Glukose noch als einzige Energiequelle für das Gehirn. Inzwischen weiß man, dass die Gehirnzellen auch Ketonkörper als Energielieferanten nutzen. Tatsächlich wird D-beta-Hydroxybutyrat (DBH), der Ketonkörper, der Zucker hauptsächlich als Energiequelle ersetzt, als „Supertreibstoff für das Gehirn" bezeichnet. DBH ist tatsächlich ein besserer Energielieferant für das Gehirn als Zucker. Es wirkt als Antioxidans zur Verminderung von Schäden durch freie Radikale und es erhöht außerdem den Sauerstoffgehalt in den Gehirnzellen. Die beste DBH-Quelle sind Ketonkörper, die aus der Verstoffwechselung von mittelkettigen Triglyceriden (MTC) des extra nativen Kokosöls stammen.

Kokosöl kommt dem Gehirn auch in anderer Weise zugute. Neueren Erkenntnissen zufolge haben manche Menschen eine Insulinresistenz, die lediglich auf die Gehirnzellen beschränkt ist – ein Zustand, der als Typ-3-Diabetes bezeichnet wird und als Hauptursache von Alzheimer gilt. Man kann sich tatsächlich leicht vorstellen, dass ein hoher Insulinspiegel Gehirngewebe in ähnlicher Weise schädigen kann wie die die unteren Extremitäten, in denen es durch zu viel Insulin bei Diabetes zu sogenannten Neuropathien kommt. Es ist äußerst bemerkenswert, dass DBH der Insulinresistenz im Gehirn nachweislich entgegenwirkt.

Kokosöl kann man auf unterschiedliche Weise in die Ernährung einbauen. Man kann es zu einem Smoothie hinzufügen sowie für die Zubereitung von Eiern oder zusammen mit Essig als Salatdressing verwenden. Die empfohlene Dosis liegt bei 1 bis 1 ½ Esslöffeln Kokosöl täglich. Zur Behandlung von Alzheimer sind es 3 ½ Esslöffel täglich.

Anmerkung der Übersetzerin: Kokosöl ist bereits bei Zimmertemperatur fest und sollte daher auch nicht im Kühlschrank aufbewahrt werden. Zusammen mit kaltem Essig und Salat kann sich die Salatsoße verfestigen; evtl. hilft das Aufschlagen im Mixer. Ideal geeignet ist es zum Kochen und Braten, denn man kann es höher erhitzen als die herkömmlichen gesunden Öle. Bei Alzheimer kann Kokosöl den Abbauprozess im Gehirn aufhalten und bereits bestehende Defizite können sich bessern.

Proteine

Neurotransmitter bestehen aus Aminosäuren, also Eiweißbausteinen; das erklärt, warum es so wichtig ist, bei jeder Mahlzeit Proteine zu sich zu nehmen. Dennoch kann manchmal die ergänzende Einnahme bestimmter Aminosäuren hilfreich sein, zum Beispiel bei Depressionen oder Angstzuständen. Ziel ist hier die Erhöhung des Serotoninspiegels. Bei Antidepressiva geschieht das über die Wiederaufnahmehemmung von Serotonin.

Serotonin ist der Neurotransmitter, der dafür sorgt, dass wir weniger ängstlich und depressiv sind und gut schlafen können. Zu den Nahrungsmitteln, die den Spiegel erhöhen, gehören Datteln, Papayas und Bananen; senkend wirkt Brot, insbesondere aus Vollkornweizen und Vollkornroggen.

Das gängigste Aminosäurensupplement zur Anhebung des Serotoninspiegels ist 5-Hydroxytryptophan (5-HTP), der unmittelbare Vorläufer des Serotonins. Die Dosierung beträgt 50–150 mg am Nachmittag und zum Schlafengehen.

Beachten Sie jedoch, dass dem Körper genügend Vitamin B_6, Folsäure, Vitamin C und Magnesium zur Verfügung stehen muss, damit 5-HTP in Serotonin umgewandelt werden kann.

Die nachfolgenden vier anderen Nahrungsergänzungen sind bei Angstzuständen und Depressionen ebenfalls zweckmäßig, jede von ihnen ist eine Alternative zu 5-HTP:
- Schlafbeere (Ashwagandha), 200 mg täglich
- Königsbasilikum, 2 x täglich je 500 mg
- Passionsblume, 100 mg täglich
- L-Theanin, 400 mg täglich

GABA, kurz für Gamma-Aminobuttersäure, ist der wichtigste hemmende Neurotransmitter im Gehirn und wird dort direkt aus Glutamat mithilfe von Pyridoxyl-5-Phosphat, einer Form von Vitamin B_6, gebildet. Ein höherer GABA-Spiegel geht mit weniger Angst und vermehrter Entspannung einher. GABA kann in einer Dosierung von 500 mg zweimal täglich supplementiert werden. Progesteronhaltige

Weichkapseln führen, wenn sie oral eingenommen werden, durch ihre Wirkung auf GABA zur Sedierung und Schläfrigkeit.

Exzitatorische Aminosäuretransmitter sind Aminosäuren, die sich als Neurotransmitter jedoch negativ auswirken. In großen Mengen können sie zum Tod von Hirnzellen führen. Um eine derartige Schädigung zu vermeiden, empfiehlt es sich, weder Natriumglutamat im Essen noch den Süßstoff Aspartam zu verwenden.

Andere benötigte Nährstoffe

Die Reihenfolge der nachfolgenden zusätzlichen Nährstoffe für das Gehirn ist beliebig; sie sind nicht nach dem Grad ihrer Bedeutung geordnet.

Vitamin C

Von Vitamin C ist nicht bekannt, dass es in irgendeiner Menge toxisch ist – mit anderen Worten, man kann sich nicht überdosieren –, und es passiert die Blut-Hirn-Schranke problemlos. Im Gehirn hilft es, toxischen Substanzen, zum Beispiel hohe Eisen-, Kupfer-, Aluminium-, Blei- und Quecksilberwerte, zu neutralisieren. Es verlangsamt die Entwicklung von Plaques in den Hirnarterien, da es, wie auch in den Koronararterien, Entzündungen eindämmt. Ich empfehle 1000 mg Vitamin C in liposomaler Form, das entspricht 8000 mg, denn es wird nicht oxidiert.

Glutathion

Das hochwirksame Antioxidans Glutathion (GSH) ist zur Entgiftung des Gehirns von Schwermetallen ebenfalls äußerst nützlich. Es ist sein wichtigster Schutz vor den schädlichen Auswirkungen freier Radikale. Nahezu jede schwerwiegende Gehirnerkrankung – dazu gehören Parkinson, Alzheimer, Schlaganfälle, Chorea Huntington und Schädel-Hirn-Traumata – geht mit einem niedrigen GSH-Spiegel einher.

Glutathion wird im Körper aus Vorstufen von Aminosäuren und anderen Substanzen gebildet. Die Supplementierung wirkt nur begrenzt, da es von der Magensäure zerstört wird. Es gibt jedoch eine acetylierte Form (Acetyl-Glutathion), die sich zur oralen Einnahme eignet. Eine liposomale Zubereitung, die GSH vor dem Abbau im Magen schützt, steht ebenfalls zur Verfügung.

Die beiden anderen Darreichungsformen sind ein Hautpflaster und die intravenöse Verabreichung. Letztere sollte bei den weiter oben erwähnten schwerwiegenden Gehirnerkrankungen obligatorisch sein.

Alpha-Liponsäure

Alpha-Liponsäure ist nicht nur für das Gehirn, sondern auch für die Leber ein wirksamer Metallchelator, eine metallbindende Substanz. Sie ist bei Alzheimer wie auch bei anderen Formen der Demenz hilfreich. Alpha-Liponsäure unterstützt das intrazelluläre GSH und passiert problemlos die Blut-Hirn-Schranke zum Gehirn. Zusammen mit Vitamin E, das ebenfalls leicht ins Gehirn gelangt, verhindert sie nachweislich Schlaganfall-bedingte Schäden. Die empfohlene Dosis liegt bei zweimal täglich 300 mg.

Kurkumin

Es ist nachgewiesen, dass Kurkumin, eine Verbindung in der Gelbwurz (Kurkuma), die Gedächtnisleistung verbessert und die Insulinrezeptoren in der Großhirnrinde wiederherstellt. Es erhöht auch den GSH-Spiegel. Ebenfalls nachgewiesen ist, dass es zusammen mit DHA (Docosahexaensäure) zur Besserung der Alzheimer-Demenz führt. Manche Studien deuten darauf hin, dass es dazu beiträgt, die Amyloid-Plaques im Gehirn von Alzheimerpatienten zu beseitigen. Die empfohlene Dosis beträgt zweimal täglich 500 mg.

Vitamin D_3

Vitamin D_3 ist für die normale Gehirnentwicklung erforderlich. Ein niedriger Spiegel wird mit Depressionen und Alzheimer sowie während der Schwangerschaft mit der Entwicklung von Autismus beim Kind in Verbindung gebracht.

Nahezu jede Körperzelle besitzt Vitamin-D_3-Rezeptoren. Die vom (amerikanischen) Institute of Medicine empfohlene Tagesdosis (400 IE) ist zu gering. Schlüssiger wären 10 000 IE täglich. Vitamin D_3 ist kein fettlösliches Vitamin; es ist ein Vorläuferhormon, daher hat die Einnahme zusammen mit Öl keine Vorteile. So nimmt man es am besten nicht in Form von Gelkapseln ein, da das darin enthaltene Öl die Resorption in einem gewissen Maß beeinträchtigt.

Zusammen mit Vitamin D_3 sollte immer Vitamin K_2 in Form von MK-7 eingenommen werden, um zu verhindern, dass es durch Vitamin D möglicherweise zu Kalziumablagerungen in den Blutgefäßen kommt. Die empfohlene Dosis von MK-7 beträgt 180 µg täglich.

Resveratrol

Resveratrol kann nachweislich die Bildung von Amyloid-Plaques in den Gehirnzellen vermindern, was nahelegt, dass davon vielleicht Alzheimer-Patienten profitieren. Die empfohlene Dosis liegt bei 300–500 mg täglich. Bei Kombination mit Pterostilben (dem Resveratrol ähnlich) reicht eine geringere Dosis aus.

Magnesium

Magnesium ist ein Nahrungsergänzungsmittel gegen Stress; sein Einsatz ist sinnvoll bei Problemen, die mit Angstzuständen, ADHS, Schlaflosigkeit und Autismus zusammenhängen. Die empfohlene Dosis beträgt 1000 mg täglich (bei Auftreten von Durchfall reduzieren Sie bitte die Dosis).

Selen

Selen ist ein sehr wertvoller Mineralstoff im Körper. Es ist hauptsächlich für seine Anti-Krebs-Wirkung bekannt, unterstützt den Körper jedoch auch bei der GSH-Synthese, der Verwertung von essenziellen Fettsäuren und der Bildung von Schilddrüsenhormonen. Die empfohlene Dosis liegt bei 200 µg täglich.

Zink

Zink ist ein wichtiger Mineralstoff für das Immunsystem und hilft bei Entzündungen im Körper und im Gehirn. Es unterstützt die Funktion der DNS, von der die Funktion des gesamten Körpers abhängt. Es wirkt verdauungsfördernd und hilft, Nahrungsmittelallergien vorzubeugen, Schwermetalle auszuleiten und Depressionen zu verhindern. Die empfohlene Dosis sind 50 mg pro Tag.

B-Vitamine

Die Gruppe der B-Vitamine ist an Tausenden von chemischen Reaktionen im Körper beteiligt, man sollte ihre Bedeutung also nicht unterschätzen. Jedes davon ist für das Gehirn in irgendeiner Weise wichtig, aber die drei wichtigsten sind:
- Vitamin B_{12} als Methylcobalamin; empfohlene Dosis: 1000–5000 µg täglich
- Folsäure als L-Methylfolat; empfohlene Dosis: mindestens 800 µg täglich
- Vitamin B_6 als Pyridoxal-5-Phosphat; empfohlene Dosis: 50 mg täglich

Berberin

Berberin ist ein weniger bekanntes Ergänzungsmittel, doch ich vermute, es wird zunehmend bekannter werden. Traditionell dient es zur Verbesserung der Glukoseverwertung und zur Unterstützung des Cholesterinstoffwechsels bei Diabetikern. Jetzt steht es jedoch auch auf der Liste der Ergänzungsmittel zur Vorbeugung von Alzheimer. Es scheint, als würde es Typ-3-Diabetes, die Insulinresistenz im Gehirn, verhindern helfen. Ich empfehle dieses Supplement allen Diabetikern, da bei ihnen ein Alzheimer-Risiko besteht. Die empfohlene Dosis liegt bei 1000 µg täglich.

Ernährung und Nahrungsergänzungen bei Kindern mit ADHS oder Autismus

Die Empfehlung von Supplementen für diese Kinder hat in meinem Buch einen besonderen Stellenwert. Sowohl ADHS- als auch autistische Kinder haben ein extrem aktives Gehirn. Es ist unschwer zu erahnen, dass ein Überschuss an Adrenalin, Insulin und Cortisol zu Unregelmäßigkeiten bei den Neurotransmittern führen und Schäden in den Nervenzellen verursachen kann.

Die Schwierigkeiten, die Eltern oft bei dem Versuch haben, ihre Kinder richtig zu ernähren, sind mir sehr wohl bewusst. Ich kann nur sagen: Machen Sie es so gut Sie können. Grüne Gemüse sind die perfekten Zuckerlieferanten für das kindliche Gehirn. Wenn man sie in Form von grünen Smoothies anbieten kann, kann man auch eine Reihe von Nahrungsergänzungen hinzufügen – man öffnet die Kapseln oder verwendet Supplemente in flüssiger Form.

Meine täglichen Mindestempfehlungen wären: Vitamin D_3 in einer Dosierung von mindestens 5000 IE; ein Vitamin-B-Komplexpräparat mit B_{12} (500 µg), Folsäure (800 µg) und B_6 (10 mg) in einer der bereits erwähnten Formen und noch ein wenig Fischöl.

Für autistische Kinder würde ich eine Ernährung mit sehr viel grünem Gemüse empfehlen und Verdauungsenzyme dazugeben, sodass sie die Kohlenhydrate zu Energielieferanten für das Gehirn verstoffwechseln können. Jede Mahlzeit sollte Protein und niedrigglykämische Kohlenhydrate enthalten. Außerdem würde ich etwa drei Esslöffel Kokosöl täglich zusammen mit den im vorigen Absatz erwähnten Supplementen empfehlen. Autistische Kinder, die gar nicht sprechen, reagieren eventuell allergisch auf Gluten oder Kasein (das in Milchprodukten vorkommt); es gibt Berichte, dass sie oft zu sprechen beginnen, wenn sie diese Allergene meiden.

NACHWORT
Überlegungen zum derzeitigen Therapiestandard

Dieses Kapitel mag den Anschein erwecken, dass es nichts mit Adrenalindominanz zu tun hat. Ich nehme es trotzdem auf, weil viele der Gedanken in diesem Buch nicht der herkömmlichen Vorgehensweise entsprechen und als außerhalb des „Therapiestandards" angesiedelt betrachtet werden könnten. Als Therapiestandard definiert man die Methode, nach der ein „vernünftiger" Arzt eine bestimmte medizinische Situation beurteilen und vorgehen würde. Es handelt sich dabei um eine rechtliche, nicht jedoch um eine medizinische Definition.

Alle neuen Ideen in der Medizin entstehen außerhalb dieses Therapiestandards. Zum Beispiel stellten 1981 die zwei Ärzte Dr. Barry Marshall und Dr. Robin Warren zur Diskussion, dass Magengeschwüre eher durch das Bakterium *Helicobacter pylori* als durch zu viel Magensäure verursacht werden. Sie wurden von den traditionalistisch geprägten Medizinern verspottet und angegriffen, weil sie ihre Patienten mit Antibiotika behandelten. Vierundzwanzig Jahre später, im Jahr 2005, verlieh man ihnen dafür den Nobelpreis für Medizin.

Der springende Punkt ist, dass ein „vernünftiger" Arzt Veränderungen in der Medizin oft gar nicht bemerkt und sich ihnen auch häufig widersetzt. Sollten wir diesen Ärzten wirklich die Verantwortung dafür überlassen, was Therapiestandard ist? Ende des 19. Jahrhunderts wurden Semmelweis und Lister von ihren Kollegen kritisiert, weil sie anregten, dass Ärzte sich vor Operationen und zwischen Entbindungen die Hände waschen sollten. Wie wir alle wissen, ist das

Händewaschen in der Medizin heute selbstverständlicher medizinischer Standard.

Wer auf dem jeweils existierenden Therapiestandard beharrt, läuft Gefahr, den medizinischen Fortschritt zu behindern. In meinem Heimatstaat Kalifornien hat das Medical Review Board (Medizinischer Dienst) seine ursprüngliche Aufgabe aus dem Blick verloren, die kalifornische Bevölkerung vor gefährlichen medizinischen Praktiken zu schützen. Er wurde zu einem Straforgan, das häufig Ärzte verfolgt, deren Ideen zwar außerhalb des Therapiestandards liegen mögen, die jedoch keinem Patienten Schaden zugefügt haben. Dieses System belohnt die Ignoranz und bestraft neue Wege des Denkens.

Leider können Kolleginnen und Kollegen, die sich außerhalb des Therapiestandards bewegen, ihre Approbation verlieren, auch wenn sie gar keinen Schaden angerichtet haben. Ich selbst wurde vom Medizinischen Dienst des Staates Kalifornien mit einem fünfjährigen Berufsverbot belegt, im Wesentlichen, weil ich bei einer Frau, die ich wegen Stressinkontinenz behandelte, das Becken nicht untersucht hatte. Als sie zu mir kam, wurde diese Untersuchung jedes Jahr routinemäßig durch ihren Internisten und Gynäkologen vorgenommen und musste nicht noch einmal wiederholt werden. Ich verschrieb der Patientin bioidentische Testosteroncreme zur intravaginalen Anwendung und Kegel-Übungen gegen die Inkontinenz zur Stärkung der Periurethralmuskulatur, also der Muskeln um die Harnröhre.

In mehr als 90 Prozent der Fälle wird eine Stressinkontinenz durch Testosteroncreme und Kegel-Übungen in drei bis sechs Tagen beseitigt. „Therapiestandard" ist jedoch die Verschreibung eines Medikaments wie Detrusitol oder Ditropan, die jedoch selten helfen. Viele Frauen mit diesen Beschwerden werden schließlich ohne Erfolg operiert, aber auch das gehört zum Therapiestandard. Und manchen Frauen wird ein Vaginalnetz eingesetzt, was inzwischen zwar eine Vielzahl von Prozessen nach sich zieht, aber ebenfalls im Rahmen des Therapiestandards ist. Da die Experten, die der Medizinische Dienst hinzuzog, zur Kategorie der „vernünftigen Ärzte" gehörten, wurde ich schließlich aufgrund von deren profunden Wissenslücken der mehrfachen Abweichung vom Therapiestandard beschuldigt.

Zu den Auflagen meiner fünfjährigen Strafe gehörte die Absolvierung eines klinischen Untersuchungskurses an der University of California in San Diego. Er umfasste computerisierte Testprogramme, die ich bestand, sowie eine klinische Beurteilung durch Ärzte, bei der ich durchfiel. Diese Ärzte waren der Meinung, meine Vorstellungen, wie Medizin zu praktizieren sei, die ich in diesem sowie in meinen anderen Büchern schildere, seien so gefährlich, dass ich nicht als Arzt arbeiten sollte.

Die mit der Beurteilung betrauten Ärzte schienen weder vernünftig denken noch argumentieren zu können. Stammten Informationen nicht von einem Pharmakonzern, konnten sie ihrer Meinung nach nicht stimmen. Der Leiter dieses fragwürdigen Programms schrieb eine vernichtende Beurteilung über mich, obwohl er kein einziges Wort mit mir gewechselt hatte. In einem Zeitungsinterview gab er zu verstehen, dass er gegen alternative Medizin sei. Aufgrund dieser ganz eindeutig voreingenommenen Beurteilung wurde meine Approbation ausgesetzt.

In meiner 40-jährigen Praxis hat sich kein einziger meiner Patienten je beim Medizinischen Dienst beschwert, dass ich ihm geschadet hätte. Trotzdem wurde ich von der zuständigen stellvertretenden Generalstaatsanwältin jahrelang verfolgt, die sich bemühte, möglichst viele „Beweise" zu konstruieren, um mich an den Pranger zu stellen. Da sie sich auf die klinische Inkompetenz der „Experten" des Medizinischen Dienstes verließ, gelang es ihr, aufgrund von Unwahrheiten und Ignoranz, zahlreiche Anschuldigungen gegen mich zu erfinden. Beim Medizinischen Dienst gingen mehr als einhundert Briefe meiner Patienten zu meiner Unterstützung ein; einige davon sind in diesem Buch abgedruckt. Als einige von ihnen dort anriefen, um sich telefonisch für mich einzusetzen, wurde ihnen erklärt, sofern sie nichts Negatives zu berichten hätten, sei der Ausschuss nicht interessiert. Die „Untersuchung" war eindeutig einseitig und fingiert.

Man erklärte mir, keiner der Briefe zu meiner Unterstützung seien gelesen worden, und doch gab es offenbar eine Ausnahme: Ein Arzt aus dem Bundesstaat Washington, der einen Tag bei mir in der Praxis verbrachte, nachdem ich die Wochenbettdepressionen seiner

Tochter erfolgreich behandelt hatte, schrieb in einem Brief an den kalifornischen Ausschuss, dass der Tag in meiner Praxis ein Highlight seiner medizinischen Laufbahn gewesen sei. Ich vermute, sein Brief wurde deshalb gelesen, weil er Arzt ist. Als Reaktion darauf nahm der Medizinische Dienst in Kalifornien Kontakt mit dem Dienst in Washington auf, der den Kollegen dann auf dieselbe Weise verfolgte wie mich.

Als Teil seiner Strategie gegen mich organisierte der Medizinische Dienst einen Undercovereinsatz und ließ mich verhaften, weil ich mit ihrem Lockvogel während der Zeit sprach, als meine Approbation ausgesetzt war. Die Anklagepunkte wurden ein paar Monate später von der Bezirksstaatsanwaltschaft in Riverside County fallengelassen. Auf Druck des Gremiums wurden sie jedoch von einer anderen Behörde erneut erhoben. Zu diesem Zeitpunkt wurde mir klar, dass es aussichtslos war, die Wiedererlangung meiner Approbation gerichtlich einzuklagen. Die Verfahren finden vor einem Verwaltungsrichter statt, der ein Gutachten erstellt. Die letzte Entscheidung liegt aber beim Medizinischen Dienst und ich wusste nur zu gut, wie die ausgefallen wäre.

Da ich nach Zahlung von fast 500 000 US-Dollar Anwaltskosten finanziell ruiniert war und keine anderen Alternativen hatte, erklärte ich mich damit einverstanden, meine Approbation zurückzugeben, mit der Maßgabe, dass die Vorwürfe des angeblichen Fehlverhaltens zurückgenommen würden. Die stellvertretende Generalstaatsanwältin gab diesem Ersuchen statt. Nachdem ich die Papiere unterschrieben hatte, erkannte der Medizinische Dienst die Vereinbarung jedoch nicht nur nicht an, sondern zwang die Bezirksstaatsanwaltschaft, die Vorwürfe von einem „Fehlverhalten" in eine „schwere Straftat" abzuändern.

Der Richter des Schlichtungsverfahrens erklärte, in den 20 Jahren seiner Laufbahn sei ihm eine derart maßlose Verfolgung eines Arztes durch einen Medizinischen Dienst, wie das bei mir der Fall war, noch nicht untergekommen. Vor Kurzem wurde der Medizinische Dienst wegen seiner Untätigkeit gegenüber Ärzten kritisiert, gegen die von Krankenhäusern wegen Inkompetenz Sanktionen verhängt wurden.

Die *Los Angeles Times* veröffentlichte zahlreiche Artikel über Ärzte, die Patienten durch zu häufige Verschreibung von Betäubungsmitteln umbringen. Gegen viele dieser Ärzte sind zahlreiche Beschwerden eingereicht worden, der Medizinische Dienst hat jedoch nichts unternommen. Ein Beispiel ist das eines Arztes in Santa Barbara, der trotz zahlreicher beim Medizinischen Dienst eingereichter Beschwerden den Tod von 410 seiner Patienten durch Betäubungsmittelüberdosierung verursachte, bevor er schließlich Anfang 2014 von der Amerikanischen Drogenbehörde verhaftet wurde. Der Verdacht drängt sich auf, dass der Amerikanische Medizinische Dienst mehr Energie darauf verwendet, Ärzten das Handwerk zu legen, die seiner Ansicht nach alternativmedizinisch arbeiten, als gegen solche Ärzte vorzugehen, die Patienten mit Medikamenten oder bei Operationen umbringen. Vielleicht ist es an der Zeit, dass dieses Gremium sein Verständnis des „Therapiestandards" neu definiert.

Gegenwärtig wird der Therapiestandard in der Medizin vom kleinsten gemeinsamen Nenner bestimmt, nach dem die in Heilberufen tätigen Personen behandeln. Sie haben sich innerhalb der von den staatlichen Medizinischen Diensten in den USA gebotenen Komfortzone bequem eingerichtet. Diese von den Pharmakonzernen einer Gehirnwäsche unterzogenen Schulmediziner fühlen sich bei der Verschreibung von Medikamenten, die oft mehr Probleme verursachen als die Krankheiten, gegen die sie verabreicht werden, auf der sicheren Seite. Sie zögern, irgendetwas zu versuchen, was „über den Tellerrand" hinausgeht; daher gab es meiner Meinung nach in den letzten 60 Jahren keine wesentliche Verbesserung bei der Behandlung unserer Patienten. Die Ärzte sind größtenteils damit zufrieden, die Symptome einer Krankheit zu behandeln und sich wenig Gedanken über ihre Ursache zu machen. Ich kritisiere diese Ärzte nicht, denn sie haben es so gelernt. Mein Fazit ist jedoch, dass mir nur sehr wenige Krankheiten einfallen, die wir in den letzten 40 Jahren auf diese Weise wirklich erfolgreich behandeln konnten.

Infolgedessen sind es immer noch nur „Notlösungen", mit denen Ärzte Krankheiten wie Bluthochdruck, Diabetes, Depressionen, Asthma, Fettleibigkeit, Fibromyalgie, Angstzustände, Schlaflosigkeit und viele andere behandeln. Die Pharmaindustrie entwickelt weiterhin neue Medikamente, doch diese haben bisher keine Verbesserung im amerikanischen Gesundheitswesen bewirkt. Sowohl die Arzneimittelhersteller als auch Ärzte haben ganz sicher einen finanziellen Vorteil davon – einfach nur die neuesten Medikamente zu verschreiben heißt, mehr Patienten in kürzerer Zeit zu „behandeln". Für die Patienten, die immer noch nicht gesund sind und die jetzt mit noch mehr Nebenwirkungen zu kämpfen haben, ist das jedoch schlecht; schlecht ist es auch für den jeweiligen Bundesstaat und die Bundesregierung, die jedes Jahr viele Milliarden Dollar für teure Medikamente und 400 000 Krankenhausaufenthalte aufgrund von Arzneimittelreaktionen aus dem Fenster werfen. Auch die Versicherungen bezahlen für dieses unzulängliche Prozedere, doch sie reichen die Kosten einfach an die Versicherten weiter, was dann zwangsläufig zu höheren Prämien führt.

Es scheint, als bestehe die Hauptaufgabe staatlicher Medizinischer Dienste darin, jeglichen medizinischen Fortschritt zu verhindern, der dem Kommerz in der Medizin schadet. Ich kann mir für dieses Unterfangen nichts Destruktiveres vorstellen als Schulmediziner, die alternatives Gedankengut beurteilen sollen. Von ganz seltenen Fällen abgesehen sind die einzigen wesentlichen Durchbrüche in der Krebsbehandlung der alternativen Medizin zu verdanken. Natürlich werden diese Therapien von unseren Freunden bei der amerikanischen Zulassungsbehörde FDA mit Unterstützung der Medizinischen Dienste in bösartiger Weise angegriffen.

Wie Voltaire schon zu seiner Zeit sagte: „Es ist gefährlich, in Dingen recht zu haben, in denen die maßgeblichen Autoritäten irren."

Auf jedem Gebiet der Medizin gibt es ständig Fortschritte – sollen sie ver- oder behindert werden (wie die Stammzelltherapie), nur weil es dabei um etwas Neues geht? Der Bereich der bioidentischen Hormontherapie ist im Grunde genommen Neuland. Ärzte werden darin in ihrem schulmedizinischen Studium bislang nicht ausgebildet. Daher sollte man bei der Beurteilung der natürlichen Hormontherapie nicht den Therapiestandard zum Maßstab nehmen, weil „vernünftige" Ärzte damit gar nicht vertraut sind.

Solange die Pharmaindustrie die Regeln in der Medizin bestimmt, und die FDA und die Medizinischen Dienste sie durchsetzen, ist es unwahrscheinlich, dass Ärzte gemäß des Hippokratischen Eids handeln dürfen, den sie nach Abschluss ihres Studiums alle leisten.

Der Eid des Hippokrates

(Auszüge)

Ich schwöre, dass ich nach Kräften und gemäß meinem Urteil diesen Eid und diesen Vertrag erfüllen werde:
Ich werde die erworbenen wissenschaftlichen Erkenntnisse der Ärzte respektieren, in deren Fußstapfen ich trete und mein Wissen bereitwillig mit denen teilen, die mir nachfolgen.
Ich werde mich nach Kräften und gemäß meinem Urteil zum Nutzen der Kranken einsetzen, Schädigung und Unrecht aber ausschließen.

[Von vielen wird angenommen, dass dieser Satz eine Übersetzung des lateinischen *primum non nocere* „zuerst einmal nicht schaden" ist, der im Eid des Hippokrates in Wirklichkeit jedoch gar nicht vorkommt.]

Ich werde Krankheiten vorbeugen, wann immer ich kann, denn vorbeugen ist besser als heilen.
Wenn ich diesen Eid nicht verletze, mögen mir Lebensfreude und Kunstfertigkeit sowie Respekt zu Lebzeiten und zugeneigte Erinnerung nach meinem Tod beschieden sein. Möge ich immer unter Wahrung der besten Traditionen meines Berufes handeln und mir die Freude, diejenigen zu heilen, die meine Hilfe suchen, lange vergönnt sein.

Der Medizinbetrieb blüht und gedeiht – durch Krankheit, nicht durch Gesundheit. Das ist im Wesentlichen der Grund dafür, warum es in den USA keine Präventivmedizin gibt und warum von Zeit zu

Zeit immer wieder versucht wird, natürliche Nahrungsergänzungen aus dem Markt zu drängen. Ich vermute, der einzige Grund dafür, dass sie nicht schon verschwunden sind, ist der, dass es das Endziel der Pharmaindustrie ist, die Hersteller von Nahrungsergänzungsmitteln zu übernehmen. Falls es dazu kommt, wird es sie wohl nur noch auf Rezept geben.

Ich hoffe, dass dieses Buch ein ganz klein wenig dazu beiträgt, die Art zu verändern, wie Medizin heute praktiziert wird. Und ich glaube, wenn sich die Menschen erst einmal der Tatsache bewusst werden, dass es einen gesünderen Weg gibt, um ihre gesundheitlichen Probleme zu behandeln, wird es zu einer revolutionären Veränderung in der Medizin kommen.

Anhang A

Speiseplan zur Senkung des Adrenalinspiegels

Entscheidend ist, dass man die Ursache für die übermäßige Adrenalinbildung beseitigt, um den Spiegel zu senken. Da, wie wir wissen, das Gehirn mehr Zucker braucht als jedes andere Gewebe im Körper und immer mit genügend Energie versorgt sein muss, setzt der Körper Adrenalin zur Anhebung des Zuckerspiegels frei, sobald dieser im Gehirn zu stark abfällt. Die beiden grundlegenden Vorgehensweisen beim Umgang mit Adrenalin ist zum einen die Einhaltung eines Ernährungsplans, der so konzipiert ist, dass dem Körper, insbesondere dem Gehirn, ständig eine ausreichende Menge und die richtige Art von Zucker (also aus niedrigglykämischen Kohlenhydraten) zugeführt wird, und zum anderen die gleichzeitige Anwendung einer bioidentischen Progesteroncreme.

Da der Stoffwechsel individuell verschieden ist, gibt es keine pauschal geltende Einheitsernährung. Daher sollten die folgenden Ernährungsvorschläge als Leitfaden behandelt werden, der dem Bedarf von Körper und Gehirn individuell anzupassen ist.

Obwohl diese Ernährungsrichtlinien speziell auf einen Adrenalinüberschuss ausgerichtet sind, sind sie auch für jeden geeignet, der sich gesund ernähren will. Ein übermäßig hoher Adrenalinspiegel, der zu Stress beitragen kann, wird gesenkt. Und da gleichzeitig die Insulinproduktion niedrig gehalten wird, können auch Menschen mit Gewichtsproblemen so auf gesunde Weise abnehmen.

Der Plan beruht auf zwei Grundprinzipien: der Zufuhr der richtigen festen und flüssigen Kohlenhydrate bei jeder Mahlzeit und der

Beachtung von Essenszeiten. Niedrigglykämische Kohlenhydrate sind die idealen Energielieferanten für das Gehirn.

Nahrungsmittel mit hohem glykämischem Index, meist raffinierte Kohlenhydrate wie Weißmehl, weißer Zucker und daraus hergestellte Produkte, werden rasch verdaut, wodurch viel Zucker auf einmal ins Blut gelangt. Dadurch wird der bereits bekannte Kreislauf von Insulin, niedrigem Zuckerspiegel und Adrenalin in Gang gesetzt, der den Adrenalinspiegel auf hohem Niveau hält. Niedrigglykämische, überwiegend nicht raffinierte Nahrungsmittel, auf deren Verzehr unser Körper natürlicherweise eingerichtet ist, werden langsam verdaut und versorgen das Gehirn kontinuierlich mit der richtigen Art von Zucker.

Die zeitliche Planung der Mahlzeiten ist besonders für das kreative Gehirn wichtig, das alle drei Stunden „gefüttert" werden muss – eine Richtlinie, die im Grunde für alle Menschen gut geeignet ist. Die Einnahme kleinerer Mahlzeiten, auch halber Portionen, vier bis fünf Mal über den Tag verteilt, wird daher von diesem Speiseplan begünstigt.

Das Gehirn, insbesondere das kreative Gehirn, arbeitet auch, wenn wir schlafen. Ein leichter Snack aus niedrigglykämischen Kohlenhydraten – grünes Gemüse, zum Beispiel, oder Naturreis oder ein Stückchen Süßkartoffel – direkt vor dem Zubettgehen kann somit verhindern, dass dem Gehirn über Nacht die Energie ausgeht.

Das Richtige zu essen ist für die Senkung des Adrenalinspiegels am allerwichtigsten. Ergebnisse zeigen sich oft schon nach 24 Stunden.

Der Speiseplan: Richtlinien

Wasser

Wenn es so etwas wie eine magische Flüssigkeit zum Abnehmen und zur Verbesserung der Gesundheit gibt, dann ist es reines, sauberes Wasser in großen Mengen. Wasser ist der häufigste und wichtigste Nährstoff im Körper, besteht er doch selbst zu etwa 65 Prozent daraus. Wasser regelt die Körpertemperatur, transportiert Nährstoffe und baut Gewebe auf. Es wird zum Schmieren der Gelenke, zur Verdauung, für den Kreislauf, die Atmung, die Resorption und die

Ausscheidung benötigt. Sie brauchen Wasser nicht nur für eine optimale Gesundheit, sie brauchen es auch, wenn Sie Fett abbauen wollen. Wenn Sie auf Diät sind und an Wassermangel leiden – man spricht hier von Dehydrierung –, weil Sie zu wenig trinken, bauen Sie Muskelmasse ab, bevor Sie Fett abbauen. Die Fettverbrennung kann ohne genügend Wasser nicht richtig funktionieren.

Das Durstgefühl ist kein guter Indikator dafür, ob Sie ausreichend mit Wasser versorgt sind oder nicht. Wenn Ihr Körper Durst meldet, haben Sie bereits einen gewissen Wassermangel. Deshalb sollten Sie den ganzen Tag über Wasser trinken, auch wenn Sie nicht durstig sind. Es geht darum, dass es gar nicht erst zu einem Wassermangel kommt. Trinken Sie im Zweifelsfall lieber mehr als weniger.

Orientieren Sie sich an der Hälfte Ihres Körpergewichts, um zu bestimmen, wie viel Wasser Sie trinken müssen: Pro Kilogramm sollten es mindestens 60 ml täglich sein. Wenn Sie also zum Beispiel 70 Kilo wiegen, beträgt Ihr täglicher Mindestwasserbedarf 35 mal 60, das sind etwa 2 Liter.

Zucker

Meiden Sie raffinierten Zucker und alles Zuckerhaltige.

Milchprodukte

Meiden Sie Milch, Eiscreme und aromatisierten oder gesüßten Joghurt und verwenden Sie stattdessen Produkte auf Basis von Mandel-, Reis oder Kokosmilch, die Sie auch leicht selbst herstellen können.

Getreide

Meiden Sie Nahrungsmittel aus raffinierten Mehlen (Weißmehl) wie Nudeln, Brot, Gebäck und viele Müslis. Entscheiden Sie sich stattdessen für Vollkornprodukte wie Mehrkornbrot oder Brot aus gekeimtem Getreide (Ezekiel ist eine gute Marke), ballaststoffreiche Getreideflocken, Gemüsenudeln und Kräcker aus Leinsamen und Reis. (Das sogenannte Ezekiel-Brot ist in Deutschland eher unter den Namen Eiweißbrot oder „Bibelbrot" bekannt. Man bekommt es bevorzugt in Bioläden und Biobäckereien. Backrezepte gibt es im Internet; Anm. d. Übers.)

Alkohol

Wenn es Ihnen mit Ihrer Gesundheit ernst ist und Sie den größtmöglichen Nutzen aus diesem Programm ziehen wollen, sollten Sie alkoholische Getränke streichen. Alkohol ist stark harntreibend. Er entwässert die Zellen und erhöht den Wasserverlust über die Nieren. Das kann zu einem Wassermangel und den damit einhergehenden negativen Auswirkungen führen. Wenn Sie abnehmen wollen, sollten Sie Alkohol meiden. Im Körper wird er zu Zucker umgewandelt, daher wird er anstelle von Fett zur Energiegewinnung genutzt.

Gemüse

Eine Ernährung, die auf frisches, rohes, biologisch angebautes grünes Gemüse (in Kombination mit magerem Protein) ausgerichtet ist, ist eine der besten Voraussetzungen für das Wohlbefinden (und für Abnehmwillige eine ausgezeichnete Möglichkeit, so schnell wie möglich schlank zu werden). Grünes Gemüse ist der perfekte Zuckerlieferant für das Gehirn. Es ist eine ausgezeichnete Quelle für ballaststoffreiche Kohlenhydrate, enthält relativ wenig Kalorien, und man kann praktisch gar nicht zu viel davon essen. Essen Sie so viel Gemüse wie möglich; alle Sorten eignen sich gleichermaßen.

Obst

Obst passt großartig zu einer gesunden Ernährung. Es liefert den Zucker Fruktose, den das Gehirn nicht verwertet. Der Schwerpunkt sollte auf niedrigglykämischen Obstsorten liegen, damit die Insulinproduktion sinkt. Wählen Sie hieraus: Kirschen (eine kleine Menge), Orangen (keinen Saft), alle Beerenarten, Aprikosen, Grapefruit, Kiwis, Pflaumen, Pfirsiche, Birnen, grüne Äpfel und wenig reifen Bananen.

Ballaststoffe

Gesunde, ballaststoffreiche Nahrungsmittel senken den Cholesterinspiegel und den Blutdruck, stabilisieren den Blutzuckerspiegel, nehmen Giftstoffe auf und „schrubben" den Darm, damit eine gesunde Darmflora sich ansiedeln kann. Zu einer gesunden Auswahl gehören rohes Gemüse, Nüsse und Samen, Hafer (am besten Haferschrot), gemahlener Leinsamen und Chiasamen.

Protein

Zu den gesunden Proteinquellen gehören: Mageres Rindfleisch, Geflügel (Hühnchen ohne Haut, Putenbrust), Fisch (auch Sardinen) und Meeresfrüchte sowie Hülsenfrüchte (Erbsen und Bohnen) aller Art. Rohe Nüsse (insbesondere Mandeln [die botanisch aber nicht zu den Nüssen gehören; Anm. d. Übers.]), Samen (Leinsamen, Sesam, Sonnenblumenkerne, Kürbiskerne, Chiasamen) und Sprossen (Sonnenblumen, Brokkoli, Alfalfa) sind gute Proteinquellen. Sie können auch Eier oder Eiereiweiß hinzunehmen, Hüttenkäse und proteinreiche Getreide und Gräser (Quinoa, Hirse, Amaranth). Die als „Superfoods" bekannten blaugrünen Algen (Meeresgemüse, Spirulina, Chlorella) sind Proteinlieferanten, ebenso die Nährhefe. (Wegen des Jodgehalts der Algen sollten Menschen mit Schilddrüsenproblemen vorab mit ihrem Arzt sprechen; Anm. d. Übers.)

Wer sich vegetarisch oder vegan ernährt, bezieht viele Aminosäuren aus den Proteinen im Gemüse, den Nüssen, den Hülsenfrüchten und den „Superfoods". (Als „Superfood" werden Nahrungsmittel mit einem überdurchschnittlich hohen Anteil an gesunden Nährstoffen bezeichnet; Anm. d. Übers.).

Fette

Fette aus pflanzlichen Quellen sind für das hormonelle Gleichgewicht, eine ordnungsgemäße Gehirnfunktion und zur Gewichtsabnahme unentbehrlich. Einige der gesündesten Fette stammen von Oliven, Olivenöl, Kokosnüssen, Kokosöl, Avocado, Nüsse, Fisch und Fischöl.

Hochwertige (niedrigglykämische) Kohlenhydrate

Essen Sie unbedingt ausreichend komplexe Kohlenhydrate. Sie sättigen und sind nachhaltige Energielieferanten. Dazu gehören gemischte Salate, alle Gemüse mit geringen Kohlenhydratanteil (einschließlich vieler grüner Gemüse), Sprossen, Naturreis, Haferschrot, Naturjoghurt, Kefir, Yams und Süßkartoffeln.

Grüne Smoothies

Ein grüner Smoothie ist ein Mixgetränk aus vorwiegend grünem Blattgemüse wie Grünkohl, Kohlblättern, Mangold, Spinat, Kopfsalat und grünem Wildgemüse zusammen mit frischen oder gefrorenen Früchten wie Ananas, Mango, Äpfeln, Birnen, Pfirsichen, Beerenfrüchten, Kiwis und grünen Bananen. Smoothies bieten alle Nährstoffe aus Obst und Gemüse in leicht verdaulicher Form, einschließlich Kalzium, Protein, Vitaminen und Mineralstoffen. Trinken Sie täglich einen grünen Smoothie. Rezepte finden Sie am Ende dieses Kapitels.

Menüvorschläge

Nachfolgend finden Sie verschiedene Vorschläge für das Frühstück, Mittag- und Abendessen. Experimentieren Sie damit und essen Sie abwechslungsreich, damit die Mahlzeiten nicht langweilig werden. Trinken Sie ein ganzes Glas Wasser mit dem Saft einer halben frischen Zitrone gleich nach dem Aufwachen.

Frühstück

- Trinken Sie ein ganzes Glas Wasser vor dem Essen.
- Tragen Sie 1 bis 3 Minuten vor dem Essen Progesteroncreme auf.
- Rührei mit sautierten (bei hoher Temperatur kurz unter Schwenken gebratenen) Zwiebeln und Zucchini auf Babyspinat und Gurkenscheiben.

Trinken Sie ein ganzes Glas Wasser zwischen Frühstück und Zwischenmahlzeit am Vormittag.

Zwischenmahlzeit am Vormittag

- Trinken Sie ein ganzes Glas Wasser vor dem Essen.
- Trinken Sie die Hälfte eines grünen Smoothies.

Trinken Sie ein ganzes Glas Wasser zwischen dieser Zwischenmahlzeit und dem Mittagessen.

Mittagessen

- Trinken Sie ein ganzes Glas Wasser vor dem Essen.
- Tragen Sie 1 bis 3 Minuten vor dem Essen Progesteroncreme auf.
- Bereiten Sie eine reichliche Menge grünen Salat aus gehacktem Gemüse zu, streuen Sie Nüsse, Samen oder Sprossen darüber und übergießen Sie ihn leicht mit gekräutertem Olivenöl und Zitronendressing.
- Thunfisch oder Hühnchen zum Salat (optional).
- Essen Sie nur die Hälfte des Salats.

Trinken Sie ein ganzes Glas Wasser zwischen dem Mittagessen und der Zwischenmahlzeit am Nachmittag.

Zwischenmahlzeit am Nachmittag

- Trinken Sie ein ganzes Glas Wasser vor dem Essen.
- Essen Sie die andere Hälfte des Salats.

Tipp: Teilen Sie den Salat in zwei Hälften, bevor Sie das Dressing darüber geben. Gemüse wie Spinatblätter oder grüne Salatsorten welken, wenn sie bis zum Nachmittag in der Soße liegen.

Abendessen

- Trinken Sie ein ganzes Glas Wasser mit dem Saft einer halben frischen Zitrone vor dem Essen.
- Tragen Sie 1 bis 3 Minuten vor dem Essen Progesteroncreme auf.
- Pochierter Lachs (eine sanfte Garmethode in heißem, aber nicht kochendem Wasser bei etwa 75 °C bis 98 °C; Anm. d. Übers.), eine halbe Tasse Naturreis, gedämpftes Gemüse.

Zwischenmahlzeit am Abend

- Wenn Sie zwischen dem Abendessen und dem Zubettgehen noch einen Snack brauchen, gönnen Sie sich Stangensellerie mit Mandelbutter.

„Betthupferl", unmittelbar vor dem Zubettgehen

Wenn Sie tendenziell nachts nicht durchschlafen, versuchen Sie es mit Progesteroncreme und essen Sie eine Kleinigkeit direkt vor dem Schlafengehen. Dazu eignen sich zum Beispiel das restliche Gemüse vom Abendessen, Haferschrot, die andere Hälfte des grünen Smoothies vom Vormittag oder ein wenig Naturreis. Sie können es auch mit einer kleinen Portion griechischem Vollfett-Joghurt (10 %) versuchen.

Es folgen weitere Essensideen; mischen und kombinieren Sie sie und werden Sie kreativ!

Ideen für das Frühstück

- Rührei mit grünen Gemüse
- Spinatquiche ohne Kruste
- Haferschrot mit Leinsamen, Heidelbeeren oder Erdbeeren
- Suppe
- Naturreisflocken mit Zimt und Mandelblättchen
- Griechischer Vollfettjoghurt mit Beeren, Apfelscheiben und Zimt

Ideen für das Mittagessen

- Salat
- Suppe
- Grüner Smoothie oder ein Proteingetränk mit Obst
- Burger oder Sandwich in Salatblätter gewickelt (statt zwischen Brotscheiben, ein sogenannter Wrap)
- Hüttenkäse mit Beeren oder Gemüse
- Avocado, Tomaten, Sprossen und Käsescheiben

(Sie können mittags auch nur die Hälfte des Mittagessens zu sich nehmen und die andere Hälfte als Zwischenmahlzeit drei Stunden später essen.)

Ideen für das Abendessen

- Mageres Fleisch, Fisch oder Geflügel
- Grünes Gemüse
- Naturreis, Naturreisnudeln oder Süßkartoffel
- Bohnen
- Suppe oder Eintopf
- Chili mit magerem Fleisch oder Pute
- Kurzgebratenes
- Grüner Smoothie

Ideen für Zwischenmahlzeiten

- Rohes Gemüse zum Dippen in Nussbutter oder Hummus (orientalische Paste aus pürierten Kichererbsen, Sesam-Mus, Olivenöl, Zitronensaft, Salz und Gewürzen wie Knoblauch und Kreuzkümmel; Anm. d. Übers.)
- Gefüllte oder gekochte Eier
- Thunfisch-, Geflügel- oder Shrimps-Salat
- Hüttenkäse
- Nüsse und Samen
- Apfelscheiben mit Zimt
- Rohkost- oder kohlenhydratarmer Riegel
- Obstsalat

Grüne Smoothies

Ihre Smoothies sollten einfach zuzubereiten sein: Verwenden Sie nur niedrigglykämisches Obst und Gemüse, Wasser und etwas Proteinpulver. Nehmen Sie nicht zu viele, aber leckere und möglichst oft biologische Zutaten; so verbinden Sie alle Vorteile mit dem Genuss.

Das Obst kann frisch oder gefroren sein. Mit gefrorenen Beeren wird es eher ein halbgefrorener Smoothie. Wenn Sie keinen leistungsstarken Mixer haben, sollten Sie entweder kein Tiefkühlobst verwenden oder es vor dem Mixen auftauen. Bereiten Sie Smoothies besser ohne Wassermelonen oder andere Melonen zu, sie werden am besten gesondert gegessen und verdaut.

Sie können grünes Gemüse in größeren oder kleineren Mengen kaufen. Zu den guten Grüngemüsen gehören gemischte sogenannte Babysorten, Spinat, Grünkohl und Romanasalat.

Schälen und schneiden Sie wenig reife Bananen, die kaum Zucker enthalten und frieren Sie sie für die Zubereitung von Smoothies ein.

Es empfiehlt sich, zu allen nachfolgenden Rezepten ein Proteinpulver, vorzugsweise aus Gemüseprotein, hinzuzufügen. Es ist ein Ausgleich zu den Kohlenhydraten des Gemüses und unterstützt dadurch die Regulierung des Insulinspiegels.

Empfehlenswert ist auch die Zugabe von drei Esslöffeln extra nativem Kokosöl.

Die folgenden Rezepte sind ein guter Anfang. Je vertrauter Sie mit der Zubereitung von Smoothies werden, desto mehr können Sie Ihrer Fantasie freien Lauf lassen.

Grundrezept für einen grünen Smoothie

1. Eine Tasse (oder mehr) Wasser in einen leistungsstarken Mixer geben,
2. Proteinpulver einfüllen,
3. zerkleinertes grünes Gemüse bis zur maximalen Füllhöhe hinzugeben und mixen.
4. Weiteres Gemüse hinzufügen und erneut mixen.
5. Aufgeschnittenes Obst nach Wahl und Geschmack (Äpfel, wenig reife Banane, Mango, Ananas) zugeben und mixen.
6. Einen bis drei Esslöffel Kokosöl dazugeben und nochmals kurz durchmixen. Fertig ist Ihr grüner Basis-Smoothie!

Als weitere Zutaten eignen sich ein Esslöffel frisch gemahlener Leinsamen (kaufen Sie ihn ganz und mahlen Sie ihn nach Bedarf in der Kaffeemühle) oder ganze Chia-Samen. Eine reife Avocado macht den Smoothie geschmacklich und von der Konsistenz her cremig. Soll er kälter und schaumiger sein, mixen Sie Eis dazu.

Tipp: Wenn Sie, Ihre Familie oder vor allem Kinder einen Smoothie zum ersten Mal probieren, nehmen Sie nur sehr wenig grünes Gemüse und sehr viel Obst, um den herben Geschmack des Gemüses zu überdecken. Gewöhnen Sie sich und Ihre Familie langsam daran, indem Sie den Gemüseanteil allmählich erhöhen.

Verzichten Sie in grünen Smoothies auf stärkehaltiges Gemüse. Dazu gehören Karotten, Rote Bete, Brokkolistängel, Zucchini, Blumenkohl, Weiß- und Rotkohl, Rosenkohl, Auberginen, Kürbis, Okra, Erbsen, Gemüsemais und grüne Bohnen. Stärkehaltiges Gemüse passt nicht gut zu Obst und kann zu Blähungen führen.

Verwenden Sie nicht immer die gleichen grünen Sorten, wechseln Sie lieber ab. Fast alle enthalten winzige Mengen von Alkaloiden. Geringe Mengen Alkaloide können Ihnen nicht schaden und sogar das Immunsystem stärken. Wenn Sie jedoch viele Wochen lang immer nur Grünkohl, Spinat oder andere einzelne Gemüsesorten zu sich nehmen – ohne abzuwechseln, d. h. ohne zu rotieren –, können sich die immer gleichen Alkaloide schließlich im Körper anreichern und zu unerwünschten Vergiftungssymptomen führen.

Rezepte für grüne Smoothies

Einfacher grüner Smoothie
– 2 Handvoll grünes Gemüse nach Wahl
– ½ Tasse Obst nach Wahl (niedrigglykämisch)
– 1 EL Chia-Samen oder frisch gemahlener Leinsamen
– Gemüseprotein-Pulver
– ca. 250–300 ml Wasser

Smoothie mit „V8-Geschmack"
– 5 Grünkohlblätter
– ½ Avocado
– 2 Romana-Tomaten
– 3 Knoblauchzehen
– Saft einer halben Zitrone
– ½ Teelöffel Salz
– 2 Tassen Wasser

Smoothie „Tropenfreude"
- 1–2 Handvoll grünes Gemüse
- Fruchtfleisch einer jungen Kokosnuss
- ½ grüne Papaya
- 1 Tasse Ananasstücke
- 3–4 Scheiben grüne Banane
- 330 ml Wasser

Reine Gemüsemischung
- 4 Tomaten
- 6 Selleriestangen
- 2 Gurken
- 1 Zucchini
- 1 Handvoll gehackte Korianderblätter
- 1 kleines Stück Peperoni
- ca. 250–300 ml Wasser

Kinderfreundlicher, nicht „allzu grüner" Smoothie
- 3–4 Scheiben grüne Banane
- 2 große Blätter bunter Mangold
- 1 gehäufte Tasse gefrorene Kirschen
- ausreichend Wasser zum Mixen

Blauer Smoothie
- 2–3 Scheiben gefrorene grüne Banane
- 2 Tassen Heidelbeeren
- 2 Äpfel
- 1 Stange Sellerie
- 4 große Grünkohlblätter
- 3 Tassen Wasser (oder mehr, damit sich die Mischung leicht mixen lässt).

Dieser Speiseplan ist ziemlich einfach einzuhalten und mit Sicherheit nicht revolutionär. Die Quintessenz daraus: Es ist wichtig, bei jeder Mahlzeit die richtige Art von festen und flüssigen Kohlenhydraten und häufige kleine Mahlzeiten über den Tag verteilt zu sich zu nehmen, auch unmittelbar vor dem Schlafengehen, wenn ein Problem durch die nächtliche Adrenalinausschüttung besteht.

ANHANG B
Der glykämische Index

Was versteht man unter dem glykämischen Index (GI)?

Der glykämische Index* (GI) ist eine der besten Orientierungshilfen, wenn man Fett abbauen möchte. Er ist ein Maß für die Geschwindigkeit, mit der die Nahrung im Blut zu Zucker abgebaut wird. Bei hochglykämischen Nahrungsmitteln geschieht das sehr rasch; stärkehaltige Nahrungsmittel wie Kartoffeln sind dafür ein gutes Beispiel. Ihr GI ist sehr hoch, fast so hoch wie der von Haushaltszucker. Der glykämische Index von grünen Gemüsen liegt dagegen bei Null, denn sie werden nur langsam in Zucker umgewandelt, die Bildung von Insulin wird deshalb nur geringfügig stimuliert. Fleisch und die meisten Nüsse enthalten keine Kohlenhydrate, die Insulinproduktion entfällt daher auch, also ist ihr Wert auf der GI-Skala ebenfalls null.

---

* Die Informationen und die Tabelle werden mit freundlicher Genehmigung von Dr. Al Sears hier wiedergegeben. Weitere Informationen (in englischer Sprache) finden sich auf seiner Website unter *www.alsearsmd.com* zum Thema natürliche Gesundheit, Wohlbefinden und Anti-Aging.

Was versteht man unter der glykämischen Last (GL)?

Der glykämische Index zeigt an, wie schnell Nahrungsmittel Ihren Blutzucker in die Höhe treiben. Doch er sagt nichts darüber aus, wie viele Kohlenhydrate Sie pro Portion zu sich nehmen. Hier ist die glykämische Last (GL) sehr hilfreich. Sie bestimmt die Menge der Kohlenhydrate in jeder Essensportion. Nahrungsmittel mit einer glykämischen Last unter 10 sind eine gute Wahl – bei den Kohlenhydraten sollten Sie sich in erster Linie für solche Nahrungsmittel entscheiden. Nahrungsmittel mit einer GL zwischen 10 und 20 haben eine gemäßigte Wirkung auf Ihren Blutzucker. Und bei einem Wert von über 20 werden hohe Blutzucker- und Insulinspitzen erreicht. Versuchen Sie, diese nur selten zu sich zu nehmen.

Nahrungsmittel	GI	Portionsgröße (g)	GL
Süßigkeiten			
Honig	87	2 EL (Esslöffel)	17,9
Geleebohnen	78	30 g	22
Schokoriegel (z. B. Snickers)	68	60 g (½ Riegel)	23
Haushaltszucker	68	2 TL (Teelöffel)	7
Erdbeermarmelade	51	2 EL	10,1
Schokolinsen mit Erdnüssen (M&M)	33	30 g	5,6
Schokoriegel mit dunkler Schokolade	23	37 g	4,4
Backwaren und Zerealien			
Maisbrot	110	60 g (1 Stück)	30,8
Stangenweißbrot	95	64 g (1 Scheibe)	29,5
Cornflakes	92	28 g (1 Tasse)	21,1
Reiscrispies	82	33 g (1¼ Tassen)	23
Maispops	80	31 g (1 Tasse)	22,4
Donut (mit Glasur)	76	75 g (1 Stück)	24,3

Nahrungsmittel	GI	Portionsgröße (g)	GL
Waffel (selbst gemacht)	76	75 g (1 Stück)	18,7
Frühstückflocken (Grape-Nuts)	75	58 g (½ Tasse)	31,5
Bran-Flakes	74	29 g (¾ Tasse)	13,3
Graham Cracker, eine Art Vollkorn-Butterkeks	74	14 g (2 Stück)	8,1
Cheerios, Haferring-Frühstücksflocken	74	30 g (1 Tasse)	13,3
Kaisersemmel	73	57 g (1 Semmel)	21,2
Bagel	72	89 g	33
Maistortilla	70	24 g (1 Stück)	7,7
Melba-Toast	70	12 g (4 Scheiben)	5,6
Weizenbrot	70	28 g (1 Scheibe)	7,7
Weißbrot	70	25 g (1 Scheibe)	8,4
Kellog's Special K (Müsli)	69	31 g (1 Tasse)	14,5
Taco Shells (Maisschalen)	68	13 g (1, mittelgroß)	4,8
Angel Cake (amerikanischer Biskuitkuchen in einer Guglhupf-Form gebacken)	67	28 g (1 Scheibe)	10,7
Buttercroissant	67	57 g (1, mittelgroß)	17,5
Muselix (Kellog's Müsli)	66	55 g (⅔ Tasse)	23,8
Instant Haferflocken	65	234 g (1 Tasse)	13,7
Roggenbrot, 100% Vollkorn	65	32 g (1 Scheibe)	8,5
Roggen-Knusperkräcker	65	25 g (1 Stück)	11,1
Raisin Bran (Kellogg's Müsli)	61	61 g (1 Tasse)	24,4
Kleie-Muffin	60	113 g (1, mittelgroß)	30
Heidelbeermuffin	59	113 g (1, mittelgroß)	30
Haferflocken	58	117 g (½ Tasse)	6,4
Pitabrot aus Vollkornweizen	57	64 g (1 Stück)	17
Haferkeks	55	18 g (1 Stück, groß)	6
Popcorn	55	8 g (1 Tasse)	2,8
Vanillekuchen mit Vanilleglasur	42	64 g (1 Scheibe)	16

Nahrungsmittel	GI	Portionsgröße (g)	GL
Pumpernickel	41	26 g (1 Scheibe)	4,5
Schokoladenkuchen mit Schokoladenglasur	38	64 g (1 Scheibe)	12,5
Getränke			
Gatorade-Pulver	78	16 g (³/₄ Messlöffel)	11,7
Cranberrysaft-Mischung	68	253 g (1 Tasse)	24,5
Coca Cola, kohlensäurehaltig	63	370 g (1 Dose)	25,2
Orangensaft	57	249 g (1 Tasse)	14,25
Heiße Schokolade	51	28 g (1 Päckchen)	11,7
Grapefruitsaft, gesüßt	48	250 g (1 Tasse)	13,4
Ananassaft	46	250 g (1 Tasse)	14,7
Sojamilch	44	245 g (1 Tasse)	4
Apfelsaft	41	248 g (1 Tasse)	11,9
Tomatensaft	38	243 g (1 Tasse)	3,4
Hülsenfrüchte			
Gebackene Bohnen	48	253 g (1 Tasse)	18,2
Pinto-Bohnen	39	171 g (1 Tasse)	11,7
Lima-Bohnen	31	241 g (1 Tasse)	7,4
Kichererbsen, gekocht	31	240 g (1 Tasse)	13,3
Linsen	29	198 g (1 Tasse)	7
Kidneybohnen	27	256 g (1 Tasse)	7
Sojabohnen	20	172 g (1 Tasse)	1,4
Erdnüsse (gehören botanisch zu den Hülsenfrüchten; Anm. d. Übers.)	13	146 g (1 Tasse)	1,6
Gemüse			
Kartoffeln	104	213 g (1, mittelgroße)	36,4
Pastinake	97	78 g (½ Tasse)	11,6
Karotten, roh	92	15 g (1 große)	1
Rote Bete	64	246 g (½ Tasse)	9,6

Nahrungsmittel	GI	Portionsgröße (g)	GL
Mais, gelb	55	166 g (1 Tasse)	61,5
Süßkartoffel	54	133 (1 Tasse)	12,4
Yams	51	136 g (1 Tasse)	16,8
Erbsen, gefroren	48	72 g (½ Tasse)	3,4
Tomaten	38	123 g (1, mittelgroß)	1,5
Brokkoli, gekocht	0	78 g (½ Tasse)	0
Weiß-, Rotkohl, gekocht	0	75 g (½ Tasse)	0
Stangensellerie, roh	0	62 g (1 Stange)	0
Blumenkohl	0	100 g (1 Tasse)	0
Grüne Bohnen	0	135 g (1 Tasse)	0
Pilze	0	70 g (1 Tasse)	0
Spinat	0	30 g (1 Tasse)	0
Obst			
Wassermelone	72	152 g (1 Tasse)	7,2
Ananas, frisch	66	155 g (1 Tasse)	11,9
Cantaloupe-Melone	65	177 g (1 Tasse)	7,8
Aprikosen, leicht gezuckert aus der Dose	64	253 g (1 Tasse)	24,3
Rosinen	64	43 g (kleine Packung)	20,5
Papaya	60	140 g (1 Tasse)	6,6
Pfirsiche, stark gezuckert aus der Dose	58	262 g (1 Tasse)	28,4
Kiwi, mit Schale	58	76 g (1 Frucht)	5,2
Fruchtcocktail, abgetropft	55	214 g (1 Tasse)	19,8
Pfirsiche, leicht gezuckert aus der Dose	52	251 g (1 Tasse)	17,7
Bananen	51	118 g (1 mittlere)	12,2
Mango	51	165 g (1 Tasse)	12,8
Orangen	48	140 g (1 Frucht)	7,2
Birnen, im eigenen Saft aus der Dose	44	248 g (1 Tasse)	12,3

Nahrungsmittel	GI	Portionsgröße (g)	GL
Trauben	43	92 g (1 Tasse)	6,5
Erdbeeren	40	152 g (1 Tasse)	3,6
Äpfel mit Schale	39	138 g (1, mittelgroß)	6,2
Birnen	33	166 g (1, mittelgroß)	6,9
Aprikosen, getrocknet	32	130 g (1 Tasse)	23
Dörrpflaumen	29	132 g (1 Tasse)	34,2
Pfirsiche	28	98 g (1, mittelgroß)	2,2
Grapefruit	25	123 g (½ Frucht)	2,8
Pflaumen	24	66 g (1 Stück)	1,7
Süßkirschen, frisch	22	117 g (1 Tasse)	3,7
Nüsse			
Cashewkerne	22	–	0
Mandeln	0	–	0
Haselnüsse	0	–	0
Macadamianüsse	0	–	0
Pecannüsse	0	–	0
Walnüsse	0	–	0
Milch, Milchprodukte			
Eiscreme, fettreduziert	47	76 g (½ Tasse)	9,4
Pudding	44	100 g (½ Tasse)	8,4
Vollmilch	40	244 g (1 Tasse)	4,4
Eiscreme	38	72 g (½ Tasse)	6
Naturjoghurt	36	245 g (1 Tasse)	6,1
Fleisch/Protein			
Rindfleisch	0	–	0
Hühnchen	0	–	0
Eier	0	–	0
Fisch	0	–	0
Lamm	0	–	0

Nahrungsmittel	GI	Portionsgröße (g)	GL
Schweinefleisch	0	–	0
Kalbfleisch	0	–	0
Wildfleisch, Hirsch	0	–	0
Elchfleisch	0	–	0
Büffelfleisch	0	–	0
Kaninchen	0	–	0
Ente	0	–	0
Straußenfleisch	0	–	0
Schalentiere, Meeresfrüchte	0	–	0
Hummer	0	–	0
Truthahn	0	–	0
Schinken	0	–	0

Hilfreiche Tipps zur Förderung der Fettverbrennung

- Meiden Sie Getreide, auch Mais.
- Meiden Sie Kartoffeln und andere weiße Nahrungsmittel wie weißen Reis, Zucker und Salz.
- Versuchen Sie, den Schwerpunkt jeder Mahlzeit auf die Proteine zu legen; dadurch wird Ihr Stoffwechsel weiter angekurbelt. Alle Fleisch-, Fisch- und Geflügelsorten sind Nahrungsmittel, die Sie ohne Reue genießen können. Das Protein unterstützt Sie dabei, Ihren Insulinspiegel besser unter Kontrolle zu halten, es hilft Muskeln aufzubauen und Gewebeschäden zu reparieren – all das ist wichtig, um Übergewicht und Diabetes zu verhindern.
- Essen Sie zwischendurch Nüsse und Samen. Sie sind gute Proteinquellen und enthalten außerdem Omega-3-Fettsäuren.

- Meiden Sie industriell verarbeitete Produkte, Transfette, Koffein und Maissirup mit hohem Fruktosegehalt. Sie erhöhen die Insulinresistenz.
- Entscheiden Sie sich für niedrigglykämisches Gemüse.
- Entscheiden Sie sich für Obst wie Beeren und Früchte, die Sie mit der Schale essen können.
- Frühstücken Sie am Morgen proteinreich. Das stabilisiert Ihren Blutzucker und sorgt für einen guten Start in den Tag.

Über den Autor

Michael Platt arbeitet seit mehr als 30 Jahren als Facharzt für Innere Medizin und ist spezialisiert auf den Einsatz bioidentischer Hormone bei der Behandlung zahlreicher Erkrankungen. Er lebt in Rancho Mirage in Kalifornien, USA.

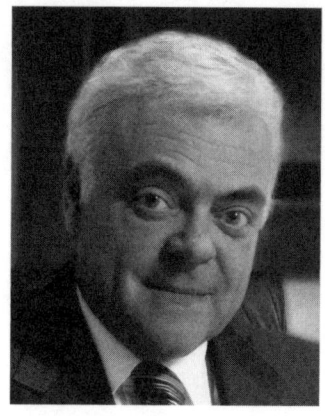

Dr. Michael Platt:
Die Hormonrevolution
*Spektakuläre Behandlungserfolge
mit bioidentischen Hormonen*
Leseprobe unter: www.vakverlag.de

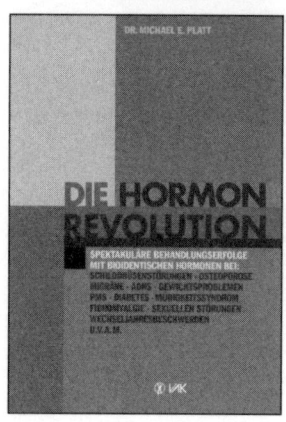

Hormone spielen eine wichtige Rolle für Ihre Gesundheit: Gerät ihr Gleichgewicht aus den Fugen, entwickeln sich Krankheiten – auch solche, die nichts mit unseren Hormonen zu tun haben scheinen. Oft aber werden falsche Diagnosen gestellt und nur Symptome behandelt, obwohl die Ursachen sich sehr gut mit bioidentischen Hormonen therapieren lassen. Der Patientenratgeber enthält praktische Informationen, Fallbeispiele und Therapieempfehlungen und ist auch für Ärzte geeignet, die sich in die das Thema einarbeiten möchten.
240 Seiten, Paperback (15 x 21,5 cm)
ISBN 978-3-86731-045-1

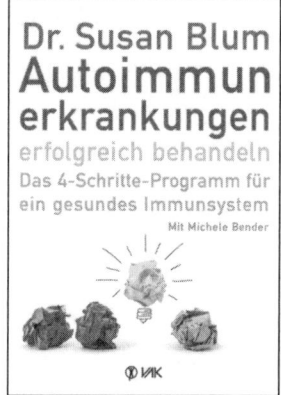

Dr. Susan Blum:
Autoimmunerkrankungen erfolgreich behandeln
Das 4-Schritte-Programm für ein gesundes Immunsystem
Leseprobe unter: www.vakverlag.de

Was haben Rheuma, Hashimoto, MS oder Zöliakie gemeinsam? Es sind Autoimmunerkrankungen, die sich schulmedizinisch nur symptomatisch behandeln lassen – heilen kann man sie nicht. Die Ursache der Beschwerden ist ein Immunsystem auf „Abwegen": Das fehlgesteuerte Abwehrsystem greift gesunde Körperzellen an und die Entzündungen führen zu Schäden an den betroffenen Organen. Das hier vorgestellte 4-Schritte-Programm beruhigt das überaktive Immunsystem und bringt die chronisch entzündlichen Prozesse im Körper zum Stillstand.
432 Seiten, 20 Abb., Klappenbroschur (15 x 21,5 cm)
ISBN 978-3-86731-160-1

Sara Gottfried:
Die Hormonkur
*So bringen Sie Ihren Hormonhaushalt
natürlich ins Gleichgewicht*
Leseprobe unter: www.vakverlag.de

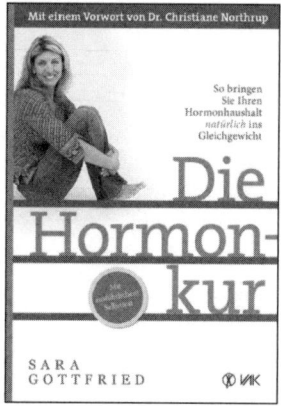

Gerät das Hormonsystem aus der Balance, sind gesundheitliche Probleme die Folge. Frauenärztin Dr. S. Gottfried erklärt, welche Hormonmangelzustände hinter bestimmten Symptomen stecken, und zeigt auf, welche Maßnahmen jeweils hilfreich sind. Das Besondere ist ihr ganzheitlicher Ansatz: Im Vordergrund steht, was man selbst tun kann, um den Hormonhaushalt zu stabilisieren: Ernährungsumstellung, bewusstere Lebensführung, Nahrungsergänzungsmittel ... Erst wenn keine Besserung eintritt, werden bioidentische Hormone einbezogen.
432 Seiten, 7 Abb., zahlr. Tab., Klappenbroschur (15 x 21,5 cm)
ISBN 978-3-86731-148-9

Abonnieren Sie unseren Newsletter (gratis): www.vakverlag.de

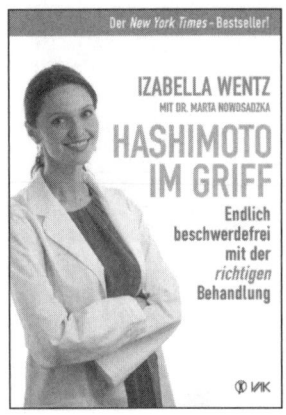

Izabella Wentz:
Hashimoto im Griff
Endlich beschwerdefrei mit der richtigen Behandlung
Leseprobe unter: www.vakverlag.de

Hashimoto ist mehr als nur eine einfache Unterfunktion der Schilddrüse. Neben „typischen" Symptomen leiden die meisten Patienten an Säurereflux, Nährstoffmangel, Anämie, einer Barrierestörung der Darmschleimhaut, Nahrungsmittelunverträglichkeiten, Zahnfleischentzündungen und Unterzucker. Der Körper steckt fest in einem Teufelskreis, der sich selbst erhält und zu immer weiteren Symptomen führt, bis er durch entsprechende Maßnahmen gestoppt wird: Wie er sich durchbrechen lässt, schildert die Pharmakologin, die selbst an Hashimoto erkrankt ist, verständlich und alltagsnah.
360 Seiten, 20 Abb., Klappenbroschur (15 x 21,5 cm)
ISBN 978-3-86731-166-3

Datis Kharrazian:
Schilddrüsenunterfunktion und Hashimoto *anders* behandeln
Wenn Sie sich trotz normaler Blutwerte schlecht fühlen
Leseprobe unter: www.vakverlag.de

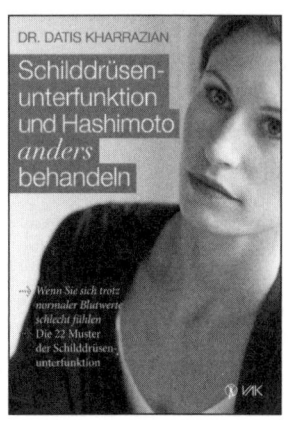

Haben Sie den Verdacht, Sie leiden unter einer Schilddrüsenunterfunktion? Anhand spezifischer Laborwert-Parameter hat Dr. Kharrazian 22 verschiedene Profile ermittelt, die Aufschluss über den tatsächlichen Grund der Schilddrüsenunterfunktion geben. Lassen Sie von Ihrem Arzt die von Dr. Kharrazian zusammengestellten Laborwerte ermitteln und schlagen Sie im Buch nach, welchem Muster Ihre Blutwerte entsprechen. Die 22 Profile helfen dabei, den passenden Therapieansatz zu ermitteln.
320 Seiten, 9 Abbildungen, Paperback (15 x 21,5 cm)
ISBN 978-3-86731-120-5

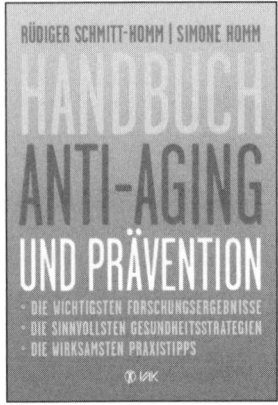

Rüdiger Schmitt-Homm, Simone Homm:
Handbuch Anti-Aging und Prävention
Die wichtigsten Forschungsergebnisse – Die sinnvollsten Gesundheitsstrategien – Die wirksamsten Praxistipps
Leseprobe unter: www.vakverlag.de

Was passiert in unserem Körper beim Altern und womit können wir dem entgegenwirken? Das Buch beleuchtet sämtliche Facetten des Themas. Die Autoren haben mit der Auswertung von mehr als 5000 Studien Pionierarbeit geleistet. Das Ergebnis ist ein einzigartiger Überblick über den neuesten Stand der Forschung mit konkreten Empfehlungen: was wir tun können, um unsere Vitalität und geistige Fitness länger zu erhalten, und wie wir aus dieser umfassenden „Hausapotheke" unser individuelles Anti-Aging-Programm zusammenstellen.
624 Seiten, 47 Abb., Klappenbroschur (17 x 22,5 cm)
ISBN 978-3-86731-139-7

Bestellen Sie unsere kostenlosen Kataloge: www.vakverlag.de